医疗护理员规范化培训

主　编　于俊叶　符雪彩　赵　民　刘　霞　王立娜

汕頭大學出版社

图书在版编目（CIP）数据

医疗护理员规范化培训 / 于俊叶等主编. -- 汕头：
汕头大学出版社，2020.12
　　ISBN 978-7-5658-4215-3

　　Ⅰ．①医… Ⅱ．①于… Ⅲ．①护理学－技术培训
Ⅳ．①R47

中国版本图书馆CIP数据核字（2020）第261970号

医疗护理员规范化培训
YILIAO HULIYUAN GUIFANHUA PEIXUN

主　　编：于俊叶　符雪彩　赵　民　刘　霞　王立娜
责任编辑：邹　峰
责任技辑：黄东生
封面设计：陈　蕊
出版发行：汕头大学出版社
　　　　　广东省汕头市大学路 243 号汕头大学校园内　　邮政编码：515063
电　　话：0754-82904613
印　　刷：三河市嵩川印刷有限公司
开　　本：710×1000mm　1/16
印　　张：12.75
字　　数：299 千
版　　次：2020 年 12 月第 1 版
印　　次：2022 年 1 月第 1 次印刷
定　　价：108.00 元
ISBN 978-7-5658-4215-3

《医疗护理员规范化培训》编委会

主　审：李继来　刘则杨　苗凤茹

主　编：于俊叶　航天中心医院
　　　　符雪彩　航天中心医院
　　　　赵　民　北京金萌泰医院管理集团有限公司
　　　　刘　霞　航天中心医院
　　　　王立娜　航天中心医院

副主编：王桂华　航天中心医院
　　　　刘雪芳　航天中心医院
　　　　王　欣　航天中心医院
　　　　黄　燕　航天中心医院
　　　　卢翠莲　航天中心医院
　　　　李克佳　航天中心医院
　　　　张　鑫　航天中心医院
　　　　王　婷　航天中心医院
　　　　冯丽丽　航天中心医院

编　委：杨桂伶　航天中心医院
　　　　张红梅　航天中心医院
　　　　孙　丽　航天中心医院
　　　　贾占坤　航天中心医院
　　　　冀利超　航天中心医院
　　　　于洪丹　航天中心医院
　　　　周娟娟　航天中心医院
　　　　胡立燕　航天中心医院
　　　　石　莹　航天中心医院
　　　　高云磊　航天中心医院
　　　　曹莉晨　航天中心医院

马水亭　航天中心医院
马志双　航天中心医院
白洁丽　航天中心医院
白瑞雪　航天中心医院
杨霄霞　航天中心医院
李　蓉　航天中心医院
李贤玲　航天中心医院
杨尚帅　航天中心医院
李　冲　航天中心医院
牛晓磊　航天中心医院
毕　蓉　航天中心医院
胡　瑞　航天中心医院
柴素宁　航天中心医院
蒋永杰　航天中心医院
翟慧君　航天中心医院
张元平　航天中心医院
路小利　航天中心医院

前　言

　　2019 年 7 月 26 日，国家卫生健康委员会、财政部、人力资源和社会保障部、国家市场监督管理总局、国家中医药管理局联合发布《关于加强医疗护理员培训和规范管理工作的通知》（国卫医发〔2019〕49 号），启动国家护理员免费培训工作。第七次全国人口普查结果显示，我国 60 岁及以上人口总数为 2.64 亿，占总人口比重为 18.70%，65 岁及以上人口总数为 1.91 亿，占总人口比重为 13.50%，按照历史阶段人口出生数量，未来 5 至 10 年，我国将加速进入深度老龄化社会，80 岁及以上的高龄老年人口数量也整体上显示增长态势，给老年护理事业带来机遇与挑战。加强医疗护理员培训和管理是加快发展护理服务业、增加护理服务供给的关键环节，有利于精准对接人民群众多样化、多层次的健康需求，对稳增长、促改革、调结构、惠民生，促进就业创业，决胜全面建成小康社会具有重要意义。

　　此教材主要包括医院介绍、医疗机构护理员职业素养、心理护理、医院内感染控制与预防、生命体征观察与照护、营养饮食与睡眠照护、清洁照料、排泄照护、辅助诊断照护、卧位与安全移动、风险防控、常见症状的识别及照护、用药安全、急救和应急避险知识及技能、安宁缓和照护、康复照护、老年病人照护、骨科疾病照护、神经系统疾病照护内容。内容设计更加系统、完善、科学，增加了理论知识的图片，贴近于临床工作，并将教学目标、理论及操作知识大纲、进度安排、及考核标准融为一体，方便授课安排及学员系统学习，体现了本土化、权威性、专业性、适用性、统一性、时效性特点，为医疗、养老、护老机构培训护理员提供了很好的技能支撑。

　　参与编写的作者分别承担了不同的编写任务，其中主编：于俊叶负责编写 2 万字，符雪彩负责编写 2.8 万字，赵民负责编写 2.7 万字，刘霞负责编写 2.5 万字，王立娜负责编写 2.2 万字；副主编：王桂华负责编写 1.5 万字，刘雪芳负责编写 1.5 万字，王欣负责编写 1 万字，黄燕负责编写 2 万字，卢翠莲负责编写 1 万字，李克佳负责编写 2 万字，张鑫负责编写 2 万字，王婷负责编写 2 万字，冯丽丽负责编写 2 万字；编委：杨桂伶、张红梅、孙丽、贾占坤、冀利超、于洪丹、周娟娟、胡立燕、石莹、高云磊、曹莉晨、马水亭、马志双、白洁丽、白瑞雪、杨霄霞、李蓉、李贤玲、杨尚帅、李冲、牛晓磊、毕蓉、胡瑞、柴素宁、蒋永杰、翟慧君、张元平、路小利共同负责编写 2.7 万字。

　　由于时间仓促及版面有限，部分章节示范照片需要结合各机构实际情况进行扩增，同时修订后的教材一定还存在不足，望广大学员在学习中多提宝贵意见。

编者

2020 年 9 月

课程教学过程进度安排表及课时分配

本书学习课程计划总学时为 150 学时，其中理论知识部分 50 学时，操作技能 100 学时，具体学时分配如下表所示：

教学内容	教学活动			
	理论课时	操作课时		总课时
		演示	练习	
医院介绍	1			1
医疗机构护理员职业素养	2	1	5	8
心理护理	2			2
医院内感染控制与预防	4	1	3	8
生命体征观察及照护	2	1	3	6
营养饮食与睡眠照护	2	1	3	6
清洁照护	6	10	30	46
病人排泄照护	2	3	7	12
辅助诊断的照护	1			1
卧位与安全移动	4	6	20	30
风险防控	4	2		6
常见症状的识别及照护	2			2
安全用药知识	1			1
急救及消防知识	2	1	3	6
安宁照护	1			1
康复照护	2			2
老年病人照护	6			6
骨科疾病日常照护	2			2
神经系统疾病照护	2			2
法律法规	2			2
考试				
课时合计	50	26	74	150

护理员培训的主旨是"轻理论，重实操"，理论课时占总学时的 1/3，实操课时占总学时的 2/3。其中实操部分又分为"教师演示课时"和"护理员练习课时"两部分，练习课时是演示课时的 3 倍，有利于护理员充分练习操作。

目　录

第一章 医院介绍

教学目标	教学建议
1.掌握：病室温度、湿度的正常值 2.熟悉：病区的环境要求 3.了解：医院的概念、组织结构，病区的结构，床单位的设置	1.应用多媒体等方法形象地讲解本部分内容，加深学员理解 2.重点强调：为保持住院环境安静、整洁、舒适、安全，护理员应该如何做

第一节 概 述

一、医院的概念

医院是对病人和特定人群进行治病防病的场所，应备有一定数量的病床、必要的设备以及具有救死扶伤精神、精湛的医学知识和技能的医务人员。

二、医院的组织结构

当前医院的组织结构，按我国的现状大致分为三大系统，即诊疗部门、诊疗辅助部门和行政后勤部门。

（一）诊疗部门

包括内科、外科、妇产科、儿科、五官科、皮肤科、急诊科和预防保健科等，是医院的主要业务部门。

（二）诊疗辅助部门

包括药剂科、检验科、营养科、麻醉科、手术室、供应室及病理科等，以其专门的技术和设备辅助诊疗部门工作。

（三）行政后勤部门

包括医院的各职能部门，是进行人、财、物保障的辅助部门，是医院的主要组成部门。

第二节 病 区

病区是住院部的基本组成单位，是病人住院接受治疗，医护人员开展诊疗、护理工作的实践场所。

一、病区的结构

病区设有病室、危重病室、换药室、治疗室、处置室、护士办公室、医生办公室、配膳室、库房、卫生间、洗涤间及医护休息室、示教室等。

二、病区的环境要求

病区环境是影响病人身心舒适的重要原因，对病人的康复有重大的影响，因此，应尽力为病人创造一个安静、整洁、舒适、安全的住院环境。

（一）安静

护理员在为病人服务时，要做到"四轻"：说话轻、走路轻、操作轻、关门轻。严禁大声喧哗、聊天等行为。

（二）整洁

（1）护理单元：陈设齐全，规格统一，物品摆放以符合要求并使用方便为原则。为病人服务后，应及时撤去用物，及时清除排泄物。

（2）病人：口腔、皮肤、头发要保持清洁，被服、衣裤要定期更换。

（3）工作人员：仪表端庄，服装整洁大方。

（三）舒适

（1）温度：病室的温度一般以18℃～22℃为宜，婴儿室、产房、手术室、老年病房、儿科病房及检查治疗室以22℃～24℃为宜。

（2）湿度：病室的相对湿度一般以50%～60%为宜。

（3）通风：通风可保持室内空气清新。一般情况下，每次通风30分钟即可，通风时应注意保护病人，避免受凉，避免门窗同时打开。

（4）光线：病室的采光有自然光线和人工光线两种。应经常打开病室门窗或协助病人到户外照射阳光，以增进病人身心舒适，但应避免阳光直射病人眼睛。夜间睡眠时，应采用地灯或壁灯，使病人易于入睡。

（四）安全

避免各种原因所致的躯体、心理损伤。走廊、浴室、公共场所的墙边应设置手扶栏杆；病室、卫生间、浴室应安装呼叫系统及安全警示标志；注意易燃物品及危险物品的安全使用和保管；有防护设施和遇火警时疏散措施。

三、床单位设备

床单元的固定设备有：床、床垫、被褥、被套、枕芯、枕套、床单（需要时可加中单），床旁桌、椅，墙壁上装有氧气及负压装置、呼叫器、照明灯等设施。

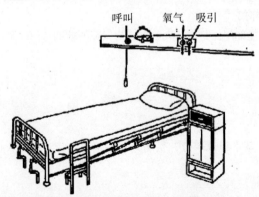

呼叫　氧气　吸引

第二章 医疗机构护理员职业素养

教学目标	教学建议
1.掌握：护理员的语言行为规范、仪表与举止规范、行为举止要求，正确的站姿、坐姿和走姿，护理员应该履行的职责和禁忌的行为，正确处理病人的不礼貌语言行为的方法 2.熟悉：护理员工作守则，护理员工作中应注意的内容，护理员的工作职责 3.了解：护理员职业道德规范	1.用实例讲解教学内容，加深学员的理解 2.重点强调：仪表、行为举止、姿势、语言规范的要求，包括礼貌用语、忌讳语言，正确站姿、坐姿、走姿、仪表、行为举止；如何正确处理病人的不礼貌语言行为；护理员应履行的职责和禁忌的行为

第一节 医疗机构护理员职业道德

职业道德是人们在从事职业活动范围内所遵守的行为规范的总和。任何个人在职业活动中都必须遵守这个行为规范。护理员的职业道德是护理员应具备的思想品质，是与病人、社会以及其他护理员之间关系的总和，是指导护理员的思想和行为准则。

一、热爱本职，忠于职守

热爱自己的工作，把为病人工作放在第一位，并在护士的指导下全心全意地为病人服务。在工作时，要做到谨慎、细心、勤快、周到，如病人出现任何异常状况，要及时向责任护士及医师报告。同时，工作期间不可擅自离开病人，若遇特殊情况必须离开时，要向护士长、责任护士或家属请假，得到许可后才能离开。

二、文明服务，注重礼貌

文明服务、注重礼貌是护理员必备的道德修养和职业素质。护理员要做到语言文明、态度和蔼、举止端正、注重礼貌。同时，言谈举止要注意时间、地点以及对象，尽量做到适时、适度。另外，还应关怀、体贴病人，多了解病人的心情和感受，以赢得病人的信任，建立良好的关系。

三、热忱服务，一视同仁

平等对待所有的服务对象，不分男女、老少、民族、职务、病情轻重等，尊重病人的人格与权利。绝不能对有利者殷勤照护，对无利者敷衍搪塞，对亲近者、有权者毕恭毕敬，对生疏者、无权者爱答不理。

四、保护病人隐私

为病人保守秘密，不泄露病人的隐私，包括病情及家庭生活情况。如果护理员随意将病人的隐私向外泄露，不仅会造成病人的精神创伤，而且还会加重病情、引起病人家庭纠纷。另外，护理员要听从病人家属及医院的意见，对危重病人保密病情，使病人能保持一种平稳的心情养病。

五、遵纪守法，不谋取私利

自觉遵纪守法，严格遵守医院的管理制度，协助医院保管病人的物品。不能为了个人利益而违法乱纪，损害医院和病人的利益，更不能利用工作之便，偷取、贩卖医院以及病人的财物或向病人索取财物。

六、认真负责，实事求是

严格遵照护士的指导，要具有严肃认真和极端负责的工作态度以及对病人身心健康高度负责的精神。工作时要专心致志、耐心谨慎、一丝不苟，严格遵守各种规章制度和操作规程。同时，还要做到实事求是，不弄虚作假，不马虎，一旦工作中发生差错，应立即报告医师和护士，不可隐瞒和推卸责任。

七、刻苦学习，精益求精

在护士的指导下，刻苦学习理论知识，熟练各项照护技术，以丰富的知识、精湛的技术、谨慎的操作为病人提供周到的服务。

八、相互尊重，团结合作

正确处理与医务人员、病人、家属以及同行之间的关系，做到互相尊重，互相配合。应严格遵医务人员指导，认真执行工作安排、对病人应提供一丝不苟的照护；对家属，护理员应与其保持良好的沟通；对同行，应互相学习、互相尊重。

第二节　医疗机构护理员岗位职责

一、护理员岗位职责

（1）明确工作范围，严格遵照医务人员的指导照护病人，不擅自改动医务人员的工作安排。遇到不清楚的问题及时询问医护人员，不擅自作主。

（2）担任病人生活照护和部分简单的基础护理工作，不得从事临床护理技术操作。

（3）负责生活不能自理的病人的清洁卫生，协助剪指甲、洗头等。

（4）负责生活不能自理的病人的进食、进水、起床活动及递送便器等。

（5）保持床单位及病人衣服整洁，在护士指导下，帮助不能自理病人按时翻身。

（6）注意安全防护，避免病人发生跌倒、坠床、摔伤、烫伤等事件。

（7）保持病室安静整洁、生活用品摆放有序。

（8）协助病室定时通风并注意病人保暖。

（9）负责或协助病人外出检查及安全。

（10）根据病人情况与病人沟通，及时了解病人所需，给予适当帮助。

（11）在护士指导下协助或帮助病人进行康复锻炼和做力所能及的自我活动。

（12）随时观察病人，出现异常情况及时报告医护人员。

（13）协助病人整理出院物品，送病人出院。

（14）爱护医院及病人的物品，轻拿轻放，不做粗俗动作。

二、特殊提示严禁事项

（1）不准为病人更换液体、私自调节输液速度、拔除输液管。

（2）不准擅自处理监护仪、呼吸机、输液泵、微量泵等各种仪器报警，如有报警，应迅速报告值班护士处理。

（3）不准为病人调节氧气开关及氧流量。

（4）不准擅自替病人更换引流瓶、引流袋等，不准为病人拔除各种引流管。可以协助护士观察各种管道是否固定在位、通畅。

（5）不准为病人吸痰、做口腔护理、注射胰岛素。

（6）不准擅自让病人使用热水袋及冰袋。

（7）不准未经医护人员同意，私自给禁食禁水的病人喂饭、喂水。

（8）对骨科等专科病人以及危重病人未经医师、护士同意，不准擅自其改变体位或让其下床，需翻身时必须有护士在场指导，协助护士实施预防压疮的措施。

（9）不准翻阅病历及其他医疗文件，不私自讨论病人的病情。

（10）不准盲目听从病人的要求，对病人提出的意外要求，要及时报告责任护士及医师。

（11）不准带病人出医院大门，不允许抱婴儿离开病房。

（12）不准扎堆聊天、串病房、办私事。

（13）不准向病人及家属借钱，不准向病人索要钱物。

（14）不准吃病人的食物、用病人的物品，如毛巾、肥皂、卫生纸等。

（15）不准私拿、外卖医院的任何物品。

第三节　医疗机构护理员行为规范

一、仪表

（一）服饰

（1）着装上岗，穿工作服，服装清洁、整齐，有污染时要及时更换，缺扣子或衣服开线时要立即缝上，不要用胶布等粘贴。

（2）不可戴太多饰品，因为低头工作时，项链容易被挂住；为病人做操作时，戒指容易损伤病人的皮肤，同时也容易藏污纳垢。

（3）头发要梳理整齐，发不过肩，长发需要扎马尾，或盘起来，最好戴工作帽，防止操作时头发碰到病人或沾到病人的饭菜、物品上。

（二）个人卫生

要保持自身的清洁，做到定时洗澡、洗头发、修剪指甲、理发，及时更换衣服、鞋袜；操作前后及时洗手，为病人提供舒适的服务。

二、姿态

（一）站姿

（1）站立姿势要挺拔，两腿微微分开，收腹，颈、胸在一条直线上，双手可在小腹前交叉或自然垂于身体两侧，也可以采用"稍息"的姿势，以缓解疲劳。

（2）站时不可东倒西歪，不可把手插入口袋里，更不可晃动肢体。

（二）坐姿

（1）坐下时动作要轻，不穿裙子上班。坐姿要端正，两腿并拢，双手交握放在膝盖上方，两小腿在座位的前下方轻轻交叉，以减轻疲劳。

（2）坐时不要摆出"二郎腿"姿势，即一条腿翘到另一条腿上。

（3）不可随意坐、躺在病人的床上或斜靠在病人的床架上。

（三）走姿

（1）走路时两眼平视前方，脚步要轻，以免影响病人休息。

（2）走路时不可左右摇摆，不可边走边唱。

（3）为病人端物品时，一定要曲肘将物品端平至胸前，切忌放在小腹前。

三、行为举止

（1）尊重医务人员、病人及家属，语言文明、态度和蔼，不与他人发生争吵。

（2）不要在病人面前做不雅的动作，如剪指甲、挖鼻子、挖耳朵，用指甲剔牙，搔头，隔着衣服抓痒，用手擦鼻涕等。

（3）穿袜子和软底鞋，不可赤脚穿拖鞋。

（4）微笑服务，说话和颜悦色，做到喜怒不形于色。

（5）如因身体不适或偶尔咳嗽、打喷嚏、打哈欠、流鼻涕、打嗝时，应用手或面巾纸掩住口鼻，转向旁边，事后应向病人说"对不起"，表示歉意。

（6）不要过多地注视和抚摸病人漂亮的服饰等。

第四节　医疗机构护理员沟通技巧

一、护理员的语言要求

（1）尽量使用普通话，避免使用方言，语速适中。

（2）言语清晰、温和，措辞准确，语调适中，用词简洁、通俗、易懂。

（3）忌讳用粗话、脏话，出言不逊，恶语伤人。

（4）忌讳使用命令式语、质问式语。

（5）忌讳对病人不愿回答的问题刨根问底。

（6）忌讳与危重病人谈论病情。

二、礼貌用语

（一）招呼用语

如"您好""请""谢谢""对不起""请稍候""再见""早上好""晚上好""劳驾（麻烦）"等。

（二）称呼用语

1. 称呼病人

（1）可用职务称呼，如李局长、王科长等；也可用职称来称呼，如赵教授、王老师等；也可按病人的意愿称呼，如李叔叔、张阿姨、赵大妈、李老、赵老等。

（2）不能称呼为"老×""老×"，更不能用床号或"这个老头儿""那个老太太"来称呼病人。

2. 称呼医务人员

（1）按照医院的职务称呼医务人员，如张主任、王护士长、李大夫、刘护士。

（2）不能称呼医务人员为"小×""老×"，更不能直接用"喂""哎"等词来称呼医务人员。

3. 称呼其他人员

（1）对卫生员、协管员、陪检人员：可使用姓名姓称呼，在工作岗位上称呼姓名，一般限于同事、熟人之间。①直呼姓名。②只呼其姓，不称其名，但要在前面加上"老""小"，如："老王""小刘"。

（2）对家属：可用职务称呼，如李局长、王科长等；也可用职称来称呼，如赵教授、王老师等。

三、正确处理病人的不礼貌语言行为

做为一名护理员，应具有宽广的胸怀，充分理解、体谅病人的不礼貌语言行为是由于身体不适而造成的。避免与病人直接发生正面冲突，恰当处理患者提出的要求。

（1）病人口出脏话时，骂不还口，化解矛盾。

（2）病人发火时，好言相劝，解决问题。

（3）病人误解时，耐心解释，委曲求全。

（4）病人急躁时，语言和气，尽快办理。

（5）病人的语言极不礼貌，必要时应向公司主管及医护人员报告。

四、情景演练

情景一：病人李某某，男性，63岁，退休教师，骨科手术术后，病人想翻身。护理员将如何与病人进行沟通。

考核1：礼貌用语的应用，如何正确地称呼病人。

考核2：骨科术后基本护理知识的掌握。

考核3：对骨科及其他特殊病人未经医师、护士同意，不准擅自改变体位或下床，需翻身时必须有护士在场指导，协助护士实施预防压疮的措施。

情景二：病人刘某，女性，59岁，退休工人，肿瘤晚期病人，不愿让他人知道自己的病情，情绪低落，拒绝进食。护理员将如何与病人进行沟通。

考核1：礼貌用语的应用，如何正确地称呼病人。

考核2：保护病人隐私，不私自讨论病人的病情。

考核3：给予病人人文关怀，心理疏导。

附：行为规范考核标准

姓名：　　　　得分：

项目	总分	要求	分值	得分
卫生	5	不留长指甲，不涂指（趾）甲油	2	
		身上干净整洁，无异味	3	
头发	5	梳理整齐	2	
		头发若染色应接近自然	2	
		长发要用头花盘起，短发不得过肩，刘海不过眉	1	

（续表）

项目	总分	要求	分值	得分
着装	20	胸卡佩戴在位	3	
		服装整洁，一旦污染及时更换	3	
		工作服兜口应保持平整，兜内不应放太多物品	3	
		内衣不应露出衣领（包括前领处）	3	
		工作服扣子及缝线应与工作服颜色一致	3	
		穿浅色袜子，如白色或肉色	3	
		鞋应为软底鞋，保持鞋面清洁无污渍，走路时不能发出声音	2	
语言	25	在班时应保持病房安静	4	
		不开玩笑，不打闹，不在病房大声说话，不说不文明用语	4	
		做护理时表情严肃，神情专注，切不可边聊边做	4	
		和病人讲话态度和蔼，耐心仔细聆听，有问必答，不带污秽言语	5	
		称呼病人不用床号，有职务的应以职务相称如：张局长、王所长，年老病人用尊称如"张老""李老"，和自己年龄相仿的以同志相称，比自己年龄小的以"小×同志"相称	4	
		向病人介绍其他医务工作者时，应以×主任、×大夫、×护士相称	4	
行为	35	上班坚守岗位，尽职尽责，不做私活，不聊天，不看小说，玩手机	4	
		工作时不可在病房吃东西，不接受病人的馈赠	4	
		工作时做到"四轻"（说话轻、走路轻、关门轻、操作轻），动作麻利且有条理	4	
		保持正确的坐姿、站姿、行姿。坐时保持双腿并拢后收，不能跷二郎腿，不能将两只脚蹬在椅子上。两个人不能挤一把椅子坐。站时不能弯腰趴在桌子上，坐时头不能趴在桌子上，身体不能歪歪扭扭	4	
行为	35	上班时手不能揣兜	4	
		着便装或衣冠不整时，不能进治疗室，不能在护士站逗留	4	
		热情招呼访客，起立主动问好，如来客有事及时帮助解决	4	
		不能在病人面前言及与病人无关的事情	4	
		与他人迎面相遇时，要主动侧身相让	3	
综合评价	10	无论上下班，只要着工作服，就必须穿着整齐	10	
总分	100		实际得分	

第三章　心理护理

教学目标	教学建议
1.掌握：病人的心理特点；护理员心理压力的来源 2.熟悉：护理员心理调适的方法	1.熟悉不同病人的不同心理，作出积极的护理反应 2.护理员处于不用的环境，面对不同的心理压力，从而产生不同的心理活动，护理人员要做出心理自我调适，思想主动、工作中积极

　　心理是人脑的功能，是现实在人脑中的反应，人在患病后只要意识清楚，在头脑中时刻都进行着心理活动，但病人与健康人的心理活动既相同又不相同，健康人的心理活动是为适应社会而做出的反应，而病人则相反，是为不适应社会的表现，多指向与自身与疾病。

第一节　病人心理特点

一、病人的心理特点

（一）情感脆弱，易激动

　　病人心烦意乱，常为小事而发火，情绪易波动、易哭泣，莫名地愤怒，怨恨命运，自责、作践自己。自己能照料的日常生活也要依赖他人去做，希望得到家人、朋友、护理人员无微不至的照护与关怀。

（二）敏感

　　病人对自然环境的变化，如声、光、温度等特别敏感，稍有声响就紧张不安。身体承受力下降，总感觉某处神经颤抖等，害怕，对别人的说话、声调、动作等也会挑剔，易反感。

（三）猜疑

　　久病不愈的病人易盲目猜疑，对他人的表情、神态、行为等特别敏感、多疑。甚至对诊断、治疗、护理也会产生怀疑、不信任，对检查、治疗均要追根寻底详细问询。

（四）自尊心增强

　　病人希望得到他人尊重、关心、重视病情。愿听安慰与疏导的话语，自认为应受到特殊照护、特别尊重，特别是对医护人员、护理员的态度，稍有不妥便认为是对其不尊重而生气，对治疗不合作。

（五）焦虑、恐惧

病人对自身健康过于严重的估计，其主要特征是恐惧和担心。也可因担心家庭、工作、经济、学习、婚姻等社会因素而焦虑烦恼、坐立不安。病人焦虑的表现为肌肉紧张、出汗、搓手跺脚、紧握拳头、面色苍白、脉搏加快、血压上升等，也可出现失眠、头疼。

（六）孤独感

病人来到医院新环境，与陌生人相处感到孤独，且住院生活单调。从早到晚，进餐、查房、服药、治疗、睡眠，日复一日，尤其长期住院的病人，家属探望不及时，使人感到凄凉、被遗弃而消极。

（七）悲观、抑郁

因为患病丧失了劳动能力，或疾病导致了形象变化，病人情绪变得悲观，少言寡语，对外界事物不感兴趣；常哭泣或怨天尤人；有的病人放弃治疗，甚至出现轻生的念头。

（八）无助感

当一个人认为自己对所处环境不能适应或者无法改变时，就会产生无助感。这是一种无能为力、任人宰割的情绪反应。这种感觉能导致失望和抑郁等表现。病人呈现出冷淡、不语、怨恨。

（九）期待心理

一个人生病后，不论急性或慢性病人都希望获得同情和支持，得到认真的诊治和护理，急盼早日康复。

（十）习惯性心理

习惯性是病人患病开始，总幻想自己并没有患病，可能是医师搞错了，这是习惯性思维造成的。而当疾病好转后，又认为自己没有完全恢复，要求继续住院观察和治疗，不愿出院，这是习惯了病人身份的表现。

二、护理员应对方法

（一）良好的第一印象

面带微笑，以清晰、悦耳、亲切的谈吐、得体的称谓，建立良好的互相信任的关系。

（二）提供健康的饮食

按时协助进食，如果没有按时吃饭，病人血糖过低会影响情绪。在符合饮食医嘱的基础上，病人应多吃高蛋白、高蛋白、富含维生素的食物，多吃水果蔬菜，使血糖稳定，情绪愉悦，减少抑郁、焦虑等。

（三）适当的运动

根据病人情况，在医护指导下进行，协助病人运动，消除病人精神紧张，减轻心理压力，改善其情绪。

（四）心理照护

支持陪伴，宣泄不良情绪，耐心倾听病人的心声，劝解疏导，协助病人走出个人认知误区，从积极的角度看待问题。学习放松方法，可以教会病人通过深呼吸、冥想、想象性放松法、听音乐等方式放松身心。注意保持病人自己掌控生活的能力，维护他们的自尊。

（五）提供舒适的生活环境

同时要注意病人心理问题，密切观察病人语言行为心理变化，减少自杀、自伤等高危因素的发生，及时开导与排解，帮助病人驱散烦恼。

（六）协助联系家属，增加患者社会支持系统

家属不能到病房探视者，护理员上报给护士，联系家属嘱其添加科室的微信，预约微信探视时间。如患者家属添加护理员微信，护理员需上报给主管同意后方可。在进行视频探视的时间内，注意保护其他患者隐私，同时减少拍摄病房设备等物品。

第二节　护理员自我心理调适

一、护理员心理压力来源

（一）病人个性化

每个病人都有自己的性格、疾病特点，要求各不相同，有的脾气温和、细致、喜爱安静，有的人脾气暴躁、爱聊天，患病以来性格脾气发生了很大的变化。同时病人体重、病情不同，对护理员的体力及观察能力也提出了更高的要求。

（二）医护人员

住院期间，除了常规医疗护理以外，医疗护理员的照护水平也直接影响到患者的转归，例如，跌倒防控措施的落实、翻身减压的执行，为此医务人员会对护理员提出标准和要求。每个人的沟通方式及说话用词不同，特别是在患者病情危重、变化快的时刻，医务人员会语言急切。

（三）医院、科室制度

各医院加大管理力度，在管理、服务质量方面要求越来越高，因此各项规章制度越来越严格，各科室也会有独特的制度及要求。在陌生的环境，护理员会为适应新的环境而产生心理压力。

（四）风险危机

最让护理员担心的是职业风险，现阶段对于护理员的职业风险保障很少，社会媒体舆论报道、院内护理差错和赔款等让护理员胆战心惊加重心理负担。

（五）业务水平

信息时代，仅仅依靠体力劳动的护理员已不能满足需要，学习新知识、掌握新技能等要求，给年龄较大和基础较差的护理员带来无形的压力。

（六）其他因素

传染性疾病疫情防控，不允许探视，护理员承担的责任和压力增大。

二、应对方法

（1）思想上积极主动，调整心态。转变观念，积极应对，考虑问题的方式会影响自己的心态，正确认识自身的价值积极的思想会让自己充满活力，处理问题的能力也在不知不觉中提高。像"不要慌，事情一样一样做，我尽力就好，毕竟我还不是专业人员"

等想法，会对有帮助。除此之外，还可以用微笑、幽默等调节方式，缓解自己疲劳状态，自我减压。相反，消极的思想会迅速打击自己的自信和自尊，像"我的工作总做也做不完""我现在能回家多好啊"之类的念头会马上消耗尽自己的精力，让自己顿时觉得无助无望，心理落差会越来越大，加重心理负担。

（2）上岗认真学习护理员培训教材，演练模拟，储备技能。

（3）到岗后主动了解科室、病人情况，提供适合的照护活动。

（4）遇到情况及时向值班医护人员反馈，取得帮助，必要时向公司主管上报，寻求技术及心理支持。

（5）树立目标，实现自我价值。工作中不断积累经验，完善操作，提高知识水平，向优秀护理员标杆学习。

第四章　医院内感染控制与预防

教学目标	教学建议
1. 掌握：照护感染病人、传染病人时的注意事项，标准防护的概念和内容，手卫生方法及注意事项，戴、脱手套方法及注意事项，戴口罩、帽子的方法和注意事项 2. 熟悉：医院内发生感染的要素和各种传播途径，常用清洁、消毒法 3. 了解：医院内感染的概念、分类，医院内感染的主要预防和控制措施，清洁、消毒与灭菌的基本概念；清洁、消毒的意义和目的	1. 演示与讲解相结合 2. 重点强调：手卫生；消毒隔离基本概念；照护感染、传染病人时的防护措施和注意事项

第一节　医院内感染概述

一、医院内感染的概念

医院内感染是指住院病人在医院内获得的感染，包括在住院期间发生的感染和在医院内获得出院后发生的感染，但不包括入院前已开始或者入院时已处于潜伏期的感染。医院工作人员在医院内获得的感染也属医院内感染。

二、医院内感染的分类

（1）外源性感染（又称交叉感染）：指病原体来自于病人体外，通过直接或间接感染途径而引起的感染。如病人与病人、病人与探视者、病人与工作人员之间的直接感染，通过水、空气、物品之间的间接感染。

（2）内源性感染（又称自身感染）：指病人自身携带的病原体引起的感染。寄居在人体内的正常菌群或条件致病菌，通常是不致病的，但当人的免疫功能低下时就能引起感染。

三、医院内发生感染的要素

医院内感染的发生必须具备感染源、传播途径和易感人群三个基本条件，三者同时存在，并有互相联系的机会，才能形成感染。

（一）感染源

感染源指感染的来源。在医院中，已感染的病人及病原携带者是最重要的感染源，还包括病人正常的菌群、动物感染源及医院的环境。

（二）传播途径

传播途径是微生物从传染源传到易感人群的途径和方式。

（1）接触传播：是指接触了被污染的物品所造成的传播。如手及日常生活用品（床上用品、玩具、食具、衣物等）被传染源的排泄物或分泌物污染后，可起到传播病原体的作用，此类传播又称日常生活接触传播。如肠道传染病、肝炎、病人伤口感染等。因此照护这类病人时一定认真洗手，为病人换床单、整理床单位时，要避免抖动床单，并尽快放入密闭式污物袋中。

（2）空气传播：如流行性感冒、肺结核、麻疹等。这些病原微生物，经过咳嗽借助飞沫在空气中迅速传播。因此照护这类病人时，应戴口罩。

（3）媒介物：注射器、某些医疗器械如消毒不严，重复使用均有造成感染的可能。

（4）动物和昆虫：如蚊、蝇、鼠类等可引起疾病的传播。

（5）食物和饮料：不洁的水和污染过的食物可引起肠道感染。

（6）内源散布：机体抵抗力低下而造成的自身感染。

（三）易感人群

易感人群是指对传染性疾病缺乏免疫力，容易感染的人，如患严重免疫系统疾病者、严重烧伤者、使用大量免疫抑制药者、产妇、婴幼儿等。

四、医院内感染的主要预防和控制措施

（1）严格做好手卫生或手消毒。

（2）做好日常清洁、消毒及灭菌工作。

（3）每日定时通风换气，必要时做空气消毒。

（4）隔离传染病人、感染病人，保护易感人群。

（5）严格无菌操作。

（6）将病人的各种排出物（血、尿、便、呕吐物、引流液等）都视为感染源来处理，处理时须戴手套。

（7）一次性医疗用品使用后，放入黄色垃圾袋内，按医疗废弃物统一处理。

（8）医院工作人员定期进行健康查体。

第二节　预防和控制医院内感染的主要措施

一、标准防护的基本概念

（一）标准预防

病人的血液、体液、分泌物、排泄物均具有传染性，需进行隔离。不论是否有明显的血迹、污染，是否接触非完整的皮肤与黏膜，接触上述物质时，必须采取预防措施。

（1）隔离病人：将病人血液、体液、分泌物、排泄物视为有传染性，应进行消毒隔离。

（2）防护：实施双向防护，防止疾病双向传播，既防止病人的疾病传给医务人员，也防止医务人员将疾病传给病人。

（3）消毒隔离措施：根据传播途径采取接触隔离、呼吸道隔离措施。其重点是洗手和洗手的时机。

（二）标准预防内容

（1）洗手或手消毒。

（2）护理员接触污染物时戴手套。

（3）护理病人，护理员的衣服、面部可能污染时应穿隔离衣、戴口罩。

（4）接触污染物品后，脱掉手套时立即洗手。

（5）正确处理锐器，防止锐器伤。

（6）正确处理污染后的器具。

（7）正确处理医疗废弃物。

二、手卫生

（一）目的

手卫生是预防和控制医院内感染最重要、最简单、最有效和最经济的方法。因此护理员在工作中应自觉遵守手卫生要求，认真洗手，预防和控制医院内感染的发生。

（二）手卫生范围

包括洗手、手消毒及外科手消毒。以下重点介绍洗手。

（三）护理员在下列情况下应当洗手

（1）照护病人前、后要洗手，如给病人喂饭前、处理排泄物后一定要洗手。

（2）接触不同病人之间要洗手，如为一位病人翻身后，一定要洗手再为另外一位病人翻身。

（3）接触病人黏膜、破损皮肤或伤口前后要洗手。

（4）接触了病人的血液、分泌物、排泄物、脏敷料等之后要洗手。

（5）如照护感染病人，穿脱隔离衣前后、摘手套前后要洗手。

（6）当护理员的手有可见的污染物或者被病人的血液、体液污染时要洗手。

（四）物品准备

洗手液、一次性擦手纸巾。

（五）手卫生的方法

（1）最好用流动水洗手，使双手淋湿。

（2）涂抹肥皂或皂液，均匀涂抹整个手掌、手背、手指和指缝。

（3）认真揉搓双手至少 15 秒钟。

具体洗手步骤为可概括为"内、外、夹、弓、大、立、腕"：

①掌心对掌心搓揉。②手指交叉，掌心对手背搓揉。③手指交叉，掌心对掌心搓揉。④双手互握搓揉手指。⑤拇指在掌中搓揉。⑥指尖在掌心中搓揉。⑦环形揉搓腕部。

（4）在流动水下彻底冲净双手，擦干。

（六）手卫生注意事项

（1）洗手时应当彻底清洗指甲、指尖、指甲缝等部位。禁止手上戴饰品。

（2）护理员的手被感染性物质污染或处理传染病病人污染物之后，应当先用流动水洗手，然后用手消毒剂揉搓消毒双手（揉搓方法同上）。

三、戴、脱清洁手套（表 4-2-1、表 4-2-2）

（一）目的

照护有感染病人或处理病人的排泄物、分泌物、血液等需戴检查手套，防止交叉感染，保证工作人员安全。

（二）用物准备

检查手套。

（三）操作程序

（1）洗手。

（2）选择尺码合适的手套。

（3）检查手套有无破损、潮湿。

（4）按左、右手顺序戴手套，将手套翻边处套在工作服衣袖外面。

（5）护理病人后或处理完排泄物、分泌物、血液等后摘手套。

（6）摘手套时用右手捏住左手套外侧将手套摘下，再用左手大拇指从腕部伸入右手套内，将手套摘掉，一起放入黄色医疗垃圾袋中，由医院统一处理。

（7）摘手套后立即洗手。

（8）整理床铺、病人衣物，安置病人舒适体位等。

表 4-2-1　戴手套的方法

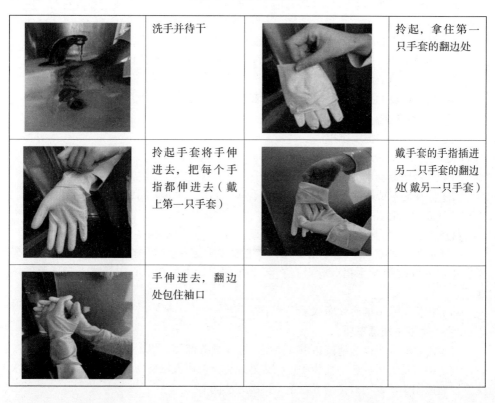

	洗手并待干	拎起，拿住第一只手套的翻边处
	拎起手套将手伸进去，把每个手指都伸进去（戴上第一只手套）	戴手套的手指插进另一只手套的翻边处（戴另一只手套）
	手伸进去，翻边处包住袖口	

表 4-2-2 摘手套的方法

	在翻边处，用另一只手的拇指和食指抓住手套的外面，将手套摘下，用另一只戴手套的手顺势将内面翻折出来	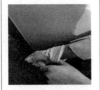	将脱下手套的手拇指伸到另一只手套里面把它摘下，顺势将内面翻折出来，套住刚才摘下的手套，防止污染没有戴手套的手
	将两只手套反包在一起，捏住手套内侧，直接放入医疗垃圾。注意不要污染到手		洗手并待干

（四）注意事项

（1）戴手套后如发现有破洞，应当立即更换。

（2）操作中发现手套破损也应立即更换。

（3）脱手套时，不要污染双手。

（4）脱手套时不可用力强拉手套边缘或手指部分。

四、戴口罩、帽子方法及注意事项

（一）目的

照护感染病人或免疫力低下的病人时，戴好口罩、帽子，防止交叉感染，保护易感人群，保证工作人员安全。

（二）用物准备

口罩、帽子。

（三）操作程序

（1）戴上及摘掉口罩、帽子前应先洗手，以确保口罩、帽子干净。

（2）一般情况下戴圆帽（布帽或一次性帽子），先戴帽子，再戴口罩（一次性口罩）。

（3）将圆帽戴在头上，遮盖全部头发。

（4）戴口罩时要检查口罩有效期，分辨里外面，以一次性口罩为例，口罩有颜色面（图 4-2-1）向外，白色面（图 4-2-2）朝向自己。

（5）固定口罩带子，或把口罩的橡皮筋套在耳朵上，左右调整，使双耳均匀受力（图 4-2-3）。

（6）戴口罩时有金属片的一边向上，把口罩上的金属片沿鼻梁两侧按紧（图 4-2-3），使口罩紧贴面部，再将口罩三层折叠部分上下拉开，完全遮盖口鼻。

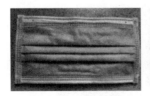 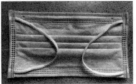

图 4-2-1 口罩外侧　　　　图 4-2-2 口罩内侧

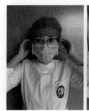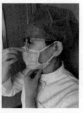

图 4-2-3　挂好带子、捏紧鼻部

（四）注意事项

（1）一次性口罩一般4小时更换一次。

（2）当口罩出现破损、异味或潮湿了应立即更换。

（3）口罩在不戴时，应叠好放入清洁的信封内或保鲜袋里，并将紧贴口鼻的一面向里折好，切忌随便塞进口袋里或在脖子上挂着。

（4）戴上口罩后，避免手触摸口鼻，如必须触摸口鼻，触摸前后要洗手。

（5）摘掉口罩帽子后，将其放置指定垃圾桶内。

五、护理员在生活中应遵循的卫生原则

护理员在生活中应遵循一定的卫生原则，以预防感染，保护自己和病人。

（1）大小便后应立即洗手，取用或处理食物之前也应洗手。

（2）在给病人食用生的蔬菜水果之前，要彻底将蔬菜水果洗净。

（3）要有自己的毛巾、牙刷、漱口杯与盥洗用具，不可与他人共用。

（4）咳嗽、打喷嚏时要卫生纸或者前臂掩住口鼻，以避免飞沫传染（当患有上呼吸道感染时，应休息，不宜照护病人）。

（5）注意个人卫生，及时更换工作服，经常沐浴、洗头和刷牙。

（6）餐具使用完后，应立即使用洗洁精和清水充分洗净。

（7）严格遵守医院的清洁、消毒隔离措施，按规定丢弃医疗垃圾和生活垃圾。

六、穿脱隔离衣

（一）目的

保护工作人员和病人，防止病原微生物播散，避免交叉感染。

（二）操作前准备

（1）护理员准备：衣帽整洁、整齐；修剪指甲，取下手表；卷袖过肘，洗手。

（2）用物准备：隔离衣。

（3）环境准备：操作环境整洁、宽敞。

（三）穿隔离衣操作步骤（表4-2-3）

表 4-2-3　穿隔离衣操作步骤

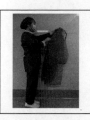	手持衣领将隔离衣取下，清洁面向自己，衣领两侧向外对折，对齐肩缝，露出肩袖内口。取隔离衣时，应确定清洁面和污染面	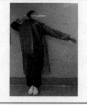	右手持衣领，左手伸入袖内，右手将衣领向上拉，露出左手

（续表）

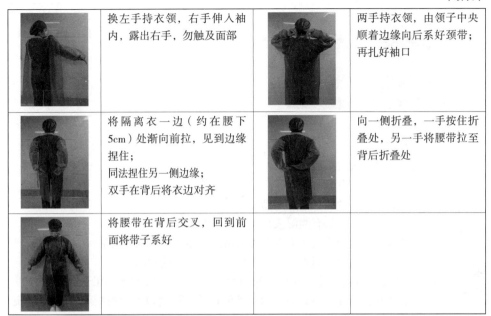

	换左手持衣领，右手伸入袖内，露出右手，勿触及面部		两手持衣领，由领子中央顺着边缘向后系好颈带；再扎好袖口
	将隔离衣一边（约在腰下5cm）处渐向前拉，见到边缘捏住；同法捏住另一侧边缘；双手在背后将衣边对齐		向一侧折叠，一手按住折叠处，另一手将腰带拉至背后折叠处
	将腰带在背后交叉，回到前面将带子系好		

（四）脱隔离衣操作步骤（表4-2-4）

表4-2-4　脱隔离衣操作步骤

	解开腰带，在前面打一活结		解开袖带，塞入袖袢内，充分暴露双手，进行手消毒
	解开颈后带子		右手深入左手手腕部袖内，拉下袖子过手
	用遮盖着的左手握住右手隔离衣袖子的外面，拉下右侧袖子；双手转换逐渐从袖管中退出，脱下隔离衣		左手握住领子，右手将隔离衣两边对齐，如悬挂在污染区则污染面向外；如果悬挂在清洁区则污染面向里

（续表）

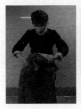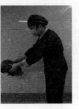	不再使用时，将脱下的隔离衣，污染面向内，卷成包裹状，丢至医疗废物容器内或放入回收袋中

（五）注意事项

（1）隔离衣只限在规定区域内穿脱。

（2）穿前检查隔离衣有无破损，如有破损应更换。

（3）隔离衣的长短要合适，须全部遮住工作服。

（4）隔离衣每日更换，如有潮湿或污染，应立即更换。

（5）穿脱隔离衣过程中避免污染衣领和清洁面，始终保持衣领清洁。

（6）消毒手时不能沾湿隔离衣，隔离衣也不可触及其他物品。

（7）脱下的隔离衣：挂在半污染区，清洁面向外；挂在污染区则污染面向外。

（8）穿好隔离衣进行无菌操作时，双臂始终保持在腰部以上，视线范围内；不得进入清洁区，避免接触清洁物品。

第三节　常用清洁消毒灭菌方法

一、基本概念

（一）清洁

清洁是指用清水、肥皂水或洗涤剂洗去物品表面的污垢和微生物。清洁能去除和减少微生物的数量，但不能杀灭微生物。

（二）消毒

消毒是指采用物理或化学方法清除或杀灭物品上各种致病微生物，但不包括细菌芽孢。

（三）灭菌

灭菌是指彻底杀灭物品上的一切微生物，包括细菌芽孢。经过灭菌的物品称为无菌物品。

二、清洁、消毒的意义和目的

清洁、消毒与灭菌是预防感染的重要措施，其目的在于：①防止疾病的发生和传播，保护易感染人群（病人）和工作人员，避免受到传染。②降低医院内感染的发生，减轻病人痛苦，节约医疗资源。

三、常用消毒灭菌法

（一）物理消毒灭菌法

（1）压力蒸汽灭菌法：可杀灭一切微生物，包括芽孢，达到灭菌目的。耐湿、耐热的器械、器具和物品应首选压力蒸汽灭菌。如敷料、手术器械、各种穿刺包、治疗包等的灭菌。

（2）干热灭菌法：适用于耐热、不耐湿，蒸汽或气体不能穿透物品的灭菌。如玻璃、油脂、粉剂等物品的灭菌。

（3）低温灭菌法：适用于不耐热、不耐湿的器械、器具和物品的灭菌。

（4）紫外线灯管消毒法：是通过紫外线灯进行消毒。消毒空气时，应关闭门窗，从灯亮 5～7 分钟后计时，时间不少于 30 分钟，有效距离不超过 2 米。消毒物品时，将物品挂起或摊开，扩大照射面，有效距离 1 米，时间不少于 30 分钟。紫外线空气消毒一般是在无人情况下进行，如病室有病人时，一定注意保护病人眼睛和皮肤，照射时应叮嘱病人不要直视紫外线光源，可戴墨镜或用布遮住双眼，肢体用被单遮盖。

（二）化学消毒灭菌法

（1）常用化学消毒剂（表 4-3-1）。

表 4-3-1　常用化学消毒剂及注意事项

消毒剂名称	适用范围	注意事项
酒精	1.75% 酒精用于皮肤消毒 2.95% 酒精用于燃烧灭菌	1.过敏者禁用，皮肤有溃疡时也不能使用 2.有刺激性，不宜用于黏膜及创面消毒 3.具有挥发性及易燃性的物品，需加盖保存于阴凉通风处，远离火源
含碘消毒剂	1.安尔碘用于皮肤消毒 2.0.5% 碘伏用于皮肤及黏膜的消毒	1.对碘过敏者禁用 2.安尔碘不能用于黏膜消毒 3.保存在密闭容器中
健之素消毒片（常用含氯消毒剂）	每片含有效氯 250mg。用于浸泡毛巾、口服药杯、止血带，擦拭物体表面、地面等	1.健之素消毒剂的溶液在放置过程中其有效氯的含量会逐渐下降，所以应现配现用 2.配置时防止溅入到眼睛里，一旦溅入眼睛，立即用大量清水冲洗 15 分钟左右

（2）浸泡法：将物品浸泡于消毒液中，如口服药杯、止血带、餐具等。

（3）喷雾法：用喷雾器均匀喷洒消毒剂，进行空气和物品表面消毒。

四、医院垃圾的分类与处理

（一）医院垃圾的分类

医院垃圾可分为医疗垃圾和生活垃圾。

（1）医疗垃圾是指接触了病人的血液、分泌物、排泄物等或医院产生出来的污染性垃圾。包括：①使用后的棉签、棉球、纱布及其他各种敷料；②使用后的一次性医疗用品，如一次性输液器、注射器、针头针管、塑料盘，玻璃安瓿，各种引流的管等；③各种废弃的血标本、术后废弃品；④过期、变质或被污染的药品、溶剂等。

（2）生活垃圾是指在日常生活中或者为日常生活提供服务的活动中产生的固体废物以及法律、行政法规规定视为生活垃圾的固体废物。包括：各种废纸、塑料、布料、残余食物等废物。

（二）医疗垃圾的处理

医院的医疗垃圾与生活垃圾是有很大区别的，医疗垃圾中含有不同程度的细菌、病毒和有害物质，急性传染和潜伏性污染等特征，其病毒、病菌的危害性是普通生活垃圾的几十、几百甚至上千倍，如随意丢弃，任其混入生活垃圾中，会成为医院的感染源和社会环境的污染源，甚至会成为疫病流行的疫情源。因此，护理员在处理垃圾时，必须将医疗垃圾与生活垃圾严格分开，严禁将医疗垃圾混入生活垃圾中。

（1）医疗垃圾（表4-3-2）：应放入指定的黄色垃圾袋内；传染病人使用后的废弃物装双层黄色袋；锐器如针头、刀片、玻璃安瓿等应放在指定的利器桶内。

表4-3-2　医疗垃圾

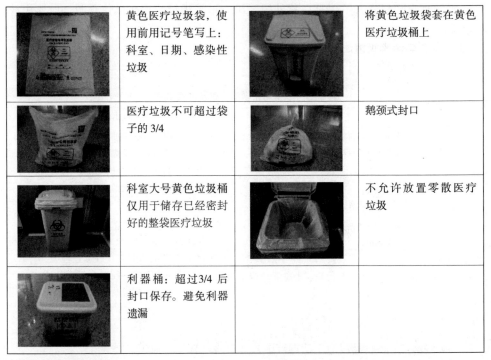

	黄色医疗垃圾袋，使用前用记号笔写上：科室、日期、感染性垃圾		将黄色垃圾袋套在黄色医疗垃圾桶上
	医疗垃圾不可超过袋子的3/4		鹅颈式封口
	科室大号黄色垃圾桶仅用于储存已经密封好的整袋医疗垃圾		不允许放置零散医疗垃圾
	利器桶：超过3/4后封口保存。避免利器遗漏		

（2）生活垃圾（表4-3-3）：应放入指定的黑色垃圾袋内。

表4-3-3　生活垃圾

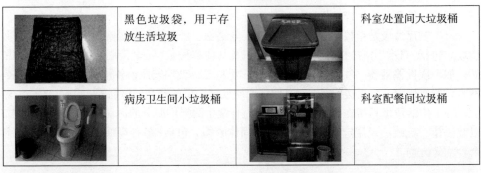

	黑色垃圾袋，用于存放生活垃圾		科室处置间大垃圾桶
	病房卫生间小垃圾桶		科室配餐间垃圾桶

第四节　传染病知识

一、基本概念

传染病是由病原微生物和寄生虫感染人体后产生的有传染性的疾病。传染病的基本特征包括有病原体、有传染性、有流行病学特征、有感染后免疫。传染病在人群中发生、发展和转归的过程需要有3个基本条件：传染源、传播途径和易感人群。传染源包括患病者和病原体携带者或者是受感染的动物。传播途径包括了空气、飞沫、尘埃、水、食物、苍蝇、生活物品、血液、吸血节肢动物等。切断3个基本环节中的任何一个环节，传染病的流行即可终止。因此预防传染病的一般措施也可分为以下3个方面。

（一）控制传染源

对传染病人要尽可能地早发现、早诊断、早隔离、早治疗、早报告，防止传染病的蔓延。患传染病的动物也是传染源，也要及时地处理。

（二）切断传播途径

主要是讲究个人卫生和环境卫生。消灭传播疾病的媒介生物，进行消毒工作，从而使病原体丧失感染健康人的机会。

（三）保护易感人群

易感人群应避免与传染源接触，并且进行预防接种，提高抵抗力。对易感者本人来说，应该积极参加体育运动，锻炼身体，增强抗病能力。

二、常见传染病

（一）流行性感冒

流行性感冒简称流感，是由流感病毒引起的急性呼吸道传染病，具有很强的传染性，其发病率占传染病之首（区别于普通感冒）。

1. 传染源

主要是病人和隐性感染者，传染期为1周。

2. 传播途径

以空气飞沫直接传播为主，也可通过被病毒污染的物品间接传播。人群对流感普遍易感。

3. 主要症状

为发热、头疼、流涕、咽痛、干咳，全身肌肉、关节酸痛不适等，也有表现为较重的肺炎或肠型流感。

（二）结核病

结核病是由结核分枝杆菌引起的慢性传染病。

1. 传染源

排菌的肺结核病人。

2. 传播途径

主要经呼吸道传及消化道传播，经皮肤、泌尿系统的传播极少见。

3. 主要症状

呼吸系统结核病主要表现为低热、盗汗、疲乏、咳嗽、痰中带血、咯血，发病种类不同，症状不同，也可有胸痛，严重者呼吸困难。

4. 预防

注意接触肺结核病人要戴口罩，提高自身免疫力，注意通风。

（三）感染性腹泻

指各种急性、慢性的细菌、病毒、真菌、寄生虫感染引起肠道炎症所致的腹泻称为感染性腹泻，但霍乱、伤寒和副伤寒、痢疾引起的腹泻除外。

1. 传染源

病人、病原体携带者。

2. 传播途径

粪 – 口传播，污染的食品、水传播。

3. 易感人群

婴幼儿、老年人、旅游者、机体免疫力低下者。

4. 主要症状

纳差、恶习、呕吐、腹痛、乏力、头晕、发热、畏寒，甚至因脱水致休克、电解质紊乱。

5. 预防

注意饮食卫生，饭前便后勤洗手。

（四）水痘

水痘是一种由水痘带状疱疹病毒所引起的急性传染病。

1. 传播途径

水痘主要通过飞沫经呼吸道传染，接触被病毒污染的尘土、衣服、用具等也可能被传染。

2. 易感人群

人群普遍易感。常见于 2 ～ 10 岁的儿童。

3. 主要症状

水痘病毒感染人体后，经过大约 2 周的潜伏期，病人可出现头痛、全身不适、发热、食欲下降等前期症状，继而出现有特征性的红色斑疹，后变为丘疹，再发展为水疱，常伴有瘙痒，1 ～ 2 天后开始干枯结痂，持续 1 周左右痂皮脱落。皮疹躯干部最多，头面部次之，四肢较少，手掌、足底更少。一次发病可终身获得较高的免疫力。

（五）疥疮

疥疮是由疥虫感染的皮肤病。疥虫作为一种寄生在人体皮肤表面的寄生虫，肉眼几乎看不到。疥虫在皮肤表面不停地爬行运动，并在皮肤柔软处挖掘隧道造成皮肤损害（图 4-4-1）。

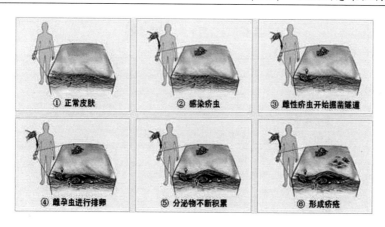

① 正常皮肤 ② 感染疥虫 ③ 雌性疥虫开始掘凿隧道

④ 雌孕虫进行排卵 ⑤ 分泌物不断积累 ⑥ 形成疥疮

图 4-4-1 疥疮的形成

1. 传播途径

主要传播途径是直接传播，通过与感染疥疮的病人直接皮肤接触而感染；间接的传染例如通过衣物或被单的接触而传染。

2. 易发场所

好发于集体生活的环境中，如军队、监狱、医院、学校、养老院，住人的地下室、旅馆中都是常发生的地方。

3. 主要症状

在皮肤上可以发现散在性粟粒大小之丘疹，其颜色微红至深红，丘疹顶部可见小水疱或小脓疱，夜间瘙痒加重，因此还可以在皮肤上看见抓痕，结痂的丘疹或小色素沉着点，甚至因挠抓而产生继发性细菌感染或湿疹样变化。

4. 预防

在日常诊疗护理工作中要仔细观察病人，做到早发现、早诊断、早隔离、早治疗，以防病情蔓延。平时要养成良好的卫生习惯，要做到"三勤"：勤洗澡，勤换衣服、被单、床单、勤晾晒被褥。做好消毒隔离工作是防止疾病传播的关键。

三、照护感染病人、传染病人时注意事项（表 4-4-1、表 4-4-2）

（1）做好自我防护，如是照护呼吸道传染病人（如肺结核、麻疹、传染性非典型肺炎等），应戴口罩、帽子，必要时戴手套。如是照护肠道传染病病人或病人有伤口感染、肺部感染、泌尿系感染等，为病人做直接操作时应戴手套，必要时戴口罩。

（2）规范洗手，照护病人前、后都应洗手。

（3）病室内每日通风 1～2 次，每次不少于 30 分钟。

（4）每日用 500mg/L 含氯消毒液对病室的营具、食具、毛巾、地面等进行消毒。

（5）病人用过的废弃物按医疗垃圾放入黄色垃圾袋中，医院统一处理。

（6）对病人应专人照护，护理员不得穿梭于其他房间，防止交叉感染。

（7）注意个人卫生，护理员不得随便揉眼睛、抠鼻子。一旦需要揉眼睛等应先洗手。

（8）与病人接触后，离开病房时应及时脱去所穿的衣服。把自己身体清洗干净（最好是洗澡）换上干净衣服后再回家。

表 4-4-1　洗手操作考核标准

姓名：

项目	总分	要求	分值	得分
素质要求	10	着装整洁	2	
		头发梳理整齐	2	
		佩戴胸卡	2	
		指甲短、无染色，无饰物	2	
		必要时戴戴口罩、帽子	2	
洗手	70	流动水洗手，使双手淋湿	5	
		涂抹肥皂或皂液，均匀涂抹整个手掌、手背、手指和指缝	6	
		掌心对掌心搓揉	7	
		手指交叉，掌心对手背搓揉	7	
		手指交叉，掌心对掌心搓揉	7	
		双手互握搓揉手指	7	
		拇指在掌中搓揉	7	
洗手	70	双手互握搓揉手指	7	
		拇指在掌中搓揉	7	
		指尖在掌心中搓揉	7	
		认真揉搓双手至少 15 秒钟	7	
		揉搓频率、力度合适	5	
		在流动水下彻底冲净双手	5	
干手	10	用一次性纸巾擦干双手或自然晾干	5	
		禁止在工作服上擦手	5	
综合评价	10	洗手动作规范、搓揉时间符合要求、洗手后手部干净	10	
总分	100		实际得分	

表 4-4-2　戴、脱清洁手套操作考核标准

姓名：

项目	总分	要求	分值	得分
素质要求	10	着装整洁	2	
		头发梳理整齐	2	
		佩戴胸卡	2	
		指甲短、无染色、无首饰	2	
		必要时戴口罩、帽子	2	
戴手套	40	洗手并干燥	6	
		选择尺码合适的手套	5	
		检查手套有无破损、潮湿	5	
		拿起第一只手套的翻边处，看好左右手戴上第一只手套	8	
		用戴手套的手指插进另一只手套的翻边处，戴另一只手套	8	
		将手套的翻边处包住两个袖口	8	

（续表）

项目	总分	要求	分值	得分
脱手套	40	在翻边处一只手的拇指和食指捏住手套的外面，将手套摘下顺势将内面翻折出来	8	
		将脱下手套的大拇指伸到另一只手套内侧，顺势脱掉手套	8	
		脱掉手套时将内面翻折出来，套住已摘下的另只手套	8	
		脱手套时防止污染双手	5	
		手套脱掉后立即放入黄色垃圾袋中	5	
		洗手、干手	6	
综合评价	10	戴、脱手套动作规范、不出现污染手的现象、洗手、干手符合要求	10	
总分	100		实际得分	

第五章　生命体征观察与照护

教学目标	教学建议
1. 掌握：生命体征异常变化及其注意事项 2. 熟悉：生命体征所包含的具体内容，以及每项内容的正常值，以便于及时发现异常、告知护士及医师 3. 了解：机体重要脏器的功能，为治疗和护理提供依据	用实例讲解教学内容，加深护理员对学习内容的理解，以便于教会护理员如何正确观察病人的生命体征，及时告知护士

定义：体温、脉搏、呼吸、血压以及疼痛是机体内在活动的客观反映，是判断机体健康状态的基本依据和指标，临床上称为生命体征，常使用监护仪作为监测的方式。

第一节　体　温

正常体温是一个温度范围，而不是一个固定值。临床上通常以口腔、腋下和直肠的温度为标准。其中直肠温度最接近于人体深部温度，但在日常工作中，以测量腋下温度更为常见、方便。

一、体温范围
通常以腋温为例。
（1）低体温：< 35℃。
（2）正常：36 ~ 37℃。
（3）低热：37.1 ~ 37.9℃。
（4）中等热度：38 ~ 38.9℃。
（5）高热：39 ~ 40.9℃。
（6）超高热：> 41℃。

二、体温影响因素
体温受诸多因素的影响，存在个体差异。
（1）昼夜因素：人体的体温一般在清晨2—6时最低，在下午14—20时最高，但波动范围不会超过1℃。
（2）年龄因素：新生儿因体温调节中枢发育尚未完善，其体温易受环境温度的影响而随之波动；儿童由于代谢率高，体温可略高于成人；老年人由于代谢率低，体温在正常范围的低值。

（3）性别因素：一般成年女性的体温略高于成年男性。女性在经期前和妊娠早期，体温可轻度升高。

（4）情绪因素：激动、紧张等可使交感神经兴奋，机体代谢率增高，导致体温呈一时性升高。

（5）运动因素：运动时由于骨骼肌紧张并强烈收缩，产热量增加并超过散热量，导致体温一时性升高。

（6）环境因素：外界环境温度的高低直接影响体表温度。

（7）其他因素：睡眠、饥饿等均可使体温下降。

三、测量体温注意事项

临床常用水银体温计和电子体温枪。以下重点介绍水银体温计。

（1）检查体温计的完整性，测量皮肤的状况。

（2）了解病人病情及是否能配合，对于躁动、不能配合使用腋下体温计测量的病人，建议使用体表电子体温枪。

（3）擦干腋窝，将体温计水银端夹于腋窝深处，紧贴皮肤。

（4）测量5分钟后取出读数，放置在床头桌。避免测量时间过长、导致体温表遗落在衣服、床上，压碎后损伤病人。

（5）测量体温前30分钟，病人应避免冷热敷、洗澡、运动、灌肠、进食冷热食物。

（6）体温计意外损坏时，戴手套、使用纸张将遗洒的水银收集起来，交给医护人员处理，并开窗通风。损坏的体温计玻璃段需放入利器盒内。

四、体温过高的原因、症状及照护

（一）原因

（1）各种病原体的感染，如细菌、病毒、支原体、真菌等均可引起发热，以细菌引起的感染最常见，其次为病毒。常见疾病有感冒、肺炎、支气管炎等。

（2）手术、甲状腺危象、严重失水或出血、骨折、大面积烧伤、脑出血、颅脑外伤、癫痫持续状态、心肌梗死、心力衰竭、内脏血管梗死、组织坏死等。

（3）发热伴随症状：寒战、淋巴结肿大、结膜充血、意识障碍。

（二）症状及照护

见第十二章第一节《发热》。

五、体温过低原因、症状及照护

（一）原因

（1）长期处在寒冷的环境，室温低、被服薄、长时间处于室外环境。

（2）身体虚弱、贫血、使用退热药等导致体温低。

（3）感染、休克、临终等全身微循环不良。

（二）症状及照护

（1）表现：皮肤发白、发紫、发凉，呼吸、心率减慢，血压降低、意识改变。

（2）照护要点：加盖衣被保暖，调整环境温度（提高室温）。

第二节　脉搏与心电监护

一、脉搏

（一）定义

脉搏是指每分钟脉搏搏动的次数。

（二）正常值

（1）成人安静时脉搏为 60 ～ 100 次 / 分。

（2）年龄：幼儿＞成人，老人稍慢。

（3）性别：同龄女性＞男性体型。

（4）运动和激动时脉搏会偏高。休息、睡眠时较慢。

（三）测量脉搏

（1）桡动脉触摸（图 5-2-1）：在手腕部掌侧面靠大拇指侧，使用对侧食指和中指轻轻触摸。计时 1 分钟，记录跳动的次数。

（2）颈动脉触摸（图 5-2-2）：用于意识丧失病人。

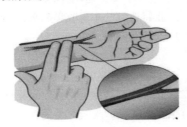 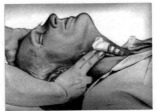

图 5-2-1　桡动脉触摸　　　　图 5-2-2　颈动脉触摸

把中指和食指两指放在病人喉结部位，手指向一侧颈动脉划动，在滑动的过程当中，如果感受到搏动最明显的部位，就是颈动脉搏动的位置。计时 1 分钟，记录跳动的次数。

若大约 10 秒钟没有颈动脉波动，则可初步判断病人心搏骤停，应及时呼叫医务人员抢救。

二、心电监护

（一）正常的心电监护图形

电极片粘贴位置如图 5-2-3、图 5-2-4 所示。

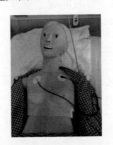 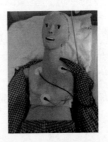

图 5-2-3　三导联电极片位置　　图 5-2-4　五导联电极片位置

（二）护理员可识别的异常心律监护图

如表 5-2-1 所示。

表 5-2-1 护理员可识别的异常心律监护图

	正常心电监护心率图形：规律、整齐的波形		心电图呈直线
	波形、节律不一致		波形线条受干扰
	波形基线不稳定		

（三）注意事项

（1）了解病人意识情况及胸部皮肤情况，避免将电极片粘贴在破溃皮肤上。

（2）观察电极片位置皮肤是否瘙痒、疼痛等，如有异常及时通知护士。

（3）护士更换电极片之后，及时清洁病人皮肤上的污渍、胶痕。

（4）若心电监护波形不整齐、不规律，首先查看电极片是否松动或者脱落，如果有及时上报护士更换，不允许自行撕、贴电极片，以免过力撕扯损伤皮肤，或者粘贴不准确导致测得的数值不准确。如果电极片、导联线连接完好，则呼叫病人看是否有反应，无反应者启动抢救预案。

第三节 呼 吸

一、定义

呼吸是指机体在新陈代谢过程中，不断地从外界吸取氧气、排出二氧化碳的过程。即机体与环境之间进行气体交换的过程。一个呼吸周期包括：吸气（胸廓隆起）、呼气（胸廓陷落）、屏息（胸廓保持不起伏），吸一次呼一次算作一个呼吸周期，也就是一次呼吸（图 5-3-1）。

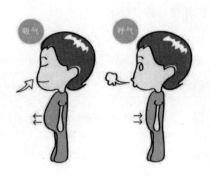

图 5-3-1　呼吸周期

二、呼吸正常值

正常成人呼吸 16～20 次/分，节律规则，呼吸运动均匀平稳，无声且不费力。呼吸会因年龄、性别、活动、情绪等因素的影响而改变。一般幼儿比成人快，老人稍慢，同龄女性比男性稍快；活动和情绪激动时增快，休息和睡眠时较慢。

三、异常呼吸

（1）呼吸过速：> 24 次/分。常见于高热、疼痛、甲亢等。

（2）呼吸过缓：< 12 次/分。常见于颅内压增高。

（3）蝉鸣/喉鸣音：见于喉头水肿、痉挛或喉头有异物等，一般出现在吸气时，出现此类情况时，应立即上报医师和护士，并持续观察。

（4）鼾声呼吸：呼气时发出一种粗大的鼾声。是由于气管或支气管有较多分泌物蓄积。多见于昏迷病人。

（5）呼吸暂停：是指呼吸停止超过 20 秒，或停止时间未超过 20 秒，但伴有心动过缓、口唇发绀、全身发紫的症状。护理员重点关注病人夜间出现睡眠呼吸暂停。

四、注意事项

（1）测量呼吸时，嘱病人平卧位，观察其胸部、腹部起伏，计算呼吸次数，至少30 秒。

（2）一般监护仪所示呼吸次数，是由心电信号监测计算出来的，受电极片贴合度及病人胸部起伏的影响，如出现本章第二节中"异常心律监护图"呼吸次数为 0 或者波形不稳，先观察病人胸腹部起伏情况，若计算呼吸次数异常，及时通知护士。

（3）如病人剧烈活动或者情绪波动，应休息 20～30 分钟后再测量。

第四节　血　压

一、定义

血压：是指心脏收缩和舒张时，血管内流动的血液对血管壁的侧压力。

收缩压：心室收缩时，动脉血压上升达最高值。

舒张压：心室舒张末期，动脉血压下降达最低值。

二、正常血压

正常成人安静状态下的血压范围较稳定，正常范围收缩压为 90 ～ 139mmHg，舒张压为 60 ～ 89mmHg，脉压为 30 ～ 40mmHg。

三、异常血压

（1）高血压：未使用抗高血压药物的前提下，18 岁以上成人收缩压 ≥ 140mmHg 和（或）舒张压 ≥ 90mmHg。

（2）低血压：血压低于 90/60mmHg。

四、高血压因素及临床表现

（一）原因

（1）运动：运动可使收缩压明显增加，特别是剧烈运动常使收缩压上升达 180 ～ 200mmHg，运动停止后血压可下降。另外情绪激动、剧烈咳嗽、用力排便等，也会造成血压一过性升高。

（2）环境温度：环境温度升高，如洗温水浴等，可使舒张压降低；而温度降低，如冬天洗冷水浴等可使收缩压升高。

（3）不良的生活习惯：不运动、吃得过咸、抽烟、喝酒等生活习惯可导致血压升高。

（4）病理性因素：疾病急性状态，比如心脏、脑血管疾病急性期等，或身体处于其他应急状态如发热、疼痛、失眠等都会引起血压升高。

（5）年龄：随着年龄的增加，血管弹性会下降，血管阻力也会增加，高血压的发病率也越来越高。

（二）临床表现

（1）头疼：多在后脑，并伴有恶心、呕吐等症状。

（2）眩晕：可能会在突然蹲下或起立时有所感觉；双耳耳鸣，持续时间较长。

（3）心悸气短：高血压会导致心肌肥厚、心脏扩大，导致心悸气短的症状。

（4）失眠：多为入睡困难、早醒、睡眠不踏实、易做噩梦、易惊醒。

（5）肢体麻木：常见手指、脚趾麻木或皮肤如蚁行感，手指不灵活。

（6）对血管的损害：形成动脉粥样硬化，容易造成血管狭窄、血栓；还可形成动脉瘤，一旦血压骤升，血管瘤破裂即有生命危险。

（7）对心脏的损害：血压偏高使心脏负荷加重，导致高血压性心脏病、冠心病、心力衰竭、心律失常。

五、低血压因素及临床表现

（一）原因

（1）急性低血压常见的病因有大出血、急性心肌梗死、重度感染、过敏等。

（2）慢性低血压常见于严重的肺结核、癌症晚期、严重贫血、营养不良、恶病质及长期节食减肥者。

（3）体位由卧位、蹲位改变至直立时，以及应用某些药物，如降压药、利尿剂、扩血管药、抗抑郁药等也会发生低血压。

（二）临床表现

因心、脑、肾等重要脏器缺血出现头晕、肢体发软、出冷汗、心悸、少尿等症状，严重时表现为晕厥或休克。

六、异常血压的照护要点

（1）观察病人血压变化，如血压偏高/过低，导致出现临床症状，嘱病人卧床休息，减少活动，避免跌倒等意外事件发生，并及时报告护士。

（2）在医护人员指导下协助病人接受药物治疗，并观察其血压变化。

（3）指导病人变换体位、蹲起等动作时缓慢进行，随时陪护在旁。

（4）减少高血压病人进食咸菜等高盐食物。

七、测量无创血压的注意事项

（1）测量上肢血压时，袖带的下缘距肘窝 1～2cm。袖带所缠的松紧以能够刚好插入两指为宜（图5-4-1）。

（2）病人上肢不能检测血压时，需给予病人测量下肢血压，测量位置多选用腘窝，腘窝在膝盖后方位置，需要将袖带绑在腘窝以上，松紧适宜。

（3）正常下肢血压要高于上肢血压 20～40mmHg。

（4）小孩测量血压时需要用小儿专用袖带。

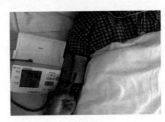

图5-4-1　血压袖带的位置及松紧

第五节　疼　痛

一、定义

疼痛是一种令人不快的感觉和情绪上的感受，伴有实质上的或潜在的组织损伤，它是一种主观感受，是机体对有害刺激的一种保护性防御反应。

二、疼痛的分类

（一）急性疼痛

软组织及关节急性损伤疼痛，手术后疼痛，产科疼痛，急性带状疱疹疼痛，痛风。

（二）慢性疼痛

软组织及关节劳损性或退变疼痛，椎间盘源性疼痛，神经源性疼痛。

（三）顽固性疼痛

三叉神经痛，疱疹后遗神经痛，椎间盘突出症，顽固性头痛。

（四）癌性疼痛

晚期肿瘤痛，肿瘤转移痛。

（五）特殊疼痛类

血栓性脉管炎，顽固性心绞痛，特发性胸腹痛。

（六）相关学科疾病

早期视网膜血管栓塞，突发性耳聋，血管痉挛性疾病等。

三、疼痛的分级及评分工具

（一）分级标准（表5-5-1）

表5-5-1　疼痛量表

0级	无疼痛
1级	轻微疼痛：可忍受，能正常生活睡眠
2级	中度疼痛：适当干扰睡眠，需用止痛剂
3级	重度疼痛：干扰睡眠，需用麻醉止痛剂
4级	剧烈疼痛：干扰睡眠较重，伴有其他症状
5级	无法忍受的疼痛：严重干扰睡眠，伴有其他症状或被动体位

（二）脸谱示意图评分法（图5-5-1）

不同程度疼痛的多种面部表情用脸谱表示，适用于儿童、老人等。

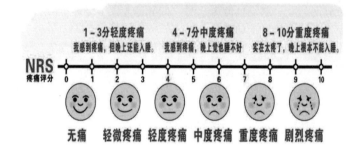

图5-5-1　Wong-Bsnker 面部表情分级示意图

四、疼痛照护注意事项

（1）询问病人疼痛位置、持续时间、表现，耐心倾听病人主诉。

（2）协助病人取舒适体位，保持病室环境安静整洁。

（3）及时上报护士病人疼痛情况。

（4）对于癌痛病人护理，详见第十五章第二节《临终病人的照护》。

第六节　经皮血氧饱和度

一、血氧饱和度

临床常用监护仪的血氧饱和度探头进行监测，将探头指套固定在病人指端（图5-6-1），正常范围在95%～100%。

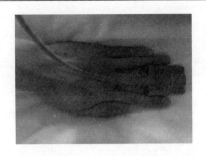

图 5-6-1　指氧饱和度

二、影响血氧饱和度监测的因素

（1）与血压袖带在同侧，测量血压时，血氧饱和度数值不准或者测不到数值。

（2）病人涂指甲油或患灰指甲等，导致测量困难。

（3）病人末梢循环差，如休克、水肿、手指温度过低导致被测部位动脉血流减少，使测量不准或测不到数值。

（4）导联线和监护仪接触不良、导联线破损等导致测量不准确或者测量不到数值。

（5）病人氧疗装置脱落或者故障，影响氧气供应，导致氧饱和度下降。

三、照护注意事项

（1）临床血氧饱和度一般不可低于 95%，如氧饱和度下降，护理员首先检查是否存在影响因素，上报医护人员给予处理。

（2）特殊疾病如慢性阻塞性肺疾病导致长期处于低氧状态的病人、老年病人、终末期等病人，可在医护人员指导下监测病人指氧饱和度变化范围。

（3）定时调整佩戴血氧饱和度夹的手指，特别是瘦弱、水肿、高热的病人，以免病人局部长时间受压发生皮肤损伤。

（4）协助病人遵医嘱进行氧疗，做好病人疏导工作。

（5）爱护医疗设备，病人入厕时，摘戴血氧饱和度夹应动作轻，将导联线整理妥当放在指定位置。

第六章　营养饮食与睡眠照护

教学目标	教学建议
1.掌握：协助可自行进食病人进食、进水的方法及注意事项，协助不能自行进食病人进食、进水的方法及注意事项。病人经口入量的记录方法。促进睡眠的方法	1.使用多媒体图片进行讲解，强调：协助病人进食前，要了解病人的饮食类型，未得到医务人员认可，不得擅自改变病人的饮食类型
2.熟悉：医院饮食种类，基本饮食的种类、特点、适用人群，治疗饮食的种类及特点。失眠的应对措施	2.演示与讲解相结合，重点强调：进食过程中的安全问题，喂食过程中注意观察病人有无呛咳
3.了解：人体所需要的营养素种类及其来源，健康饮食金字塔；试验饮食配合方法；食物存储的注意事项；鼻饲泵应急处理方法；病人进食过程中出现窒息的紧急处理方法。影响睡眠的因素	3.演示与讲解相结合，重点强调：如何协助病人睡眠，促进睡眠的措施

饮食与营养不仅能维持机体正常生长发育和各种生理功能，还可以促进组织修复，提高机体免疫能力，在人类预防疾病和维持健康方面起着重要的作用。因此，护理员应掌握饮食与营养的相关知识，以更好满足病人对营养的需要。

人体所需要的营养素包括以下 7 种：

（1）糖类：占每天食物量的 60% ～ 75%。主要来源：米、面等五谷类。

（2）脂肪：是人体内储存和供应能量的重要物质，起保暖作用。主要来源：油。

（3）蛋白质：是人体最重要的组成物质，人体肌肉、肝脏、直到毛发，都是由蛋白质构成。主要来源：肉、鱼、蛋及豆类。

（4）维生素：是维持生命的要素，人体缺少维生素，就会得一系列营养性疾病。主要来源：水果类、瓜菜类。

（5）无机盐：人体中已知有几十种元素，超过或少于正常值都会有害健康。主要来源：盐类、水果等。

（6）水：是人体中不可缺少的物质，也是构成人体组织的重要部分。

（7）粗纤维（食物纤维）：是食物中无法被人体消化分解的成分，虽然不具有任何营养价值，但是它留在肠道中却发挥了许多作用，包括能降低胆固醇、阻碍糖类快速吸收以减缓血糖快速升高等。主要来源：谷类（如燕麦、玉米等）、蔬菜、豆类。

第一节　医院饮食

医院常用饮食分 3 类：基本饮食、治疗饮食和试验饮食，分别适应不同病情的需要。

一、基本饮食

基本饮食包括普通饮食、软质饮食、半流质饮食和流质饮食4种（表6-1-1）。

表6-1-1 医院基本饮食

类别	适应范围	特点及频次	食物选择
普通饮食	病情轻、消化功能正常、病情恢复期，无饮食限制的病人	营养平衡，易消化，无刺激，每日3餐，各餐按比例分配	一般食物都可采用
软质饮食	低热、消化不良、咀嚼不便、老幼病人	无刺激、易消化、少油炸、少油腻、粗纤维，每日3～4餐	软饭、面条、切碎煮熟的菜、肉等
半质饮食	发热、手术后、口腔疾患、消化不良、咀嚼困难	少食多餐，纤维素含量应少，易咀嚼，易吞咽和消化，痢疾病人禁用牛奶、豆浆及过甜食物，每日5～6餐	泥、末、粥、面条、羹等
流质饮食	高热、无力咀嚼、急性消化道炎症、外科大手术后病人（进食数量一般不宜超过3天）、危重病人	热量与营养不足，液状食物，短期使用，通常辅以肠外营养以补充热能和营养。每日6～7餐，每2～3小时一次，每次200～300mL	乳类、豆浆、米汤、稀藕粉、菜汁、果汁等

二、治疗饮食

治疗饮食是指在基本饮食的基础上，根据病情的需要适当调整热能和营养，以达到治疗或辅以治疗的目的，从而促进病人的康复。常见的治疗饮食有低蛋白饮食、糖尿病饮食、低盐饮食等。

三、试验饮食

试验饮食是指在特定的时间内，通过对饮食内容的调整来协助诊断疾病和确保实验室检查结果正确性的一种饮食。

四、医院内食物储存的注意事项

（1）嘱病人在医院食堂订餐时，每餐够吃即可，不要剩饭剩菜，避免食物长时间存放发生变质。

（2）食物、水果分别存放，生、熟食分开。病人自带的食物如牛奶、糕点等放于床头柜内，按照科室要求摆放整齐。如有发霉、腐烂的食物或者水果应及时清理，禁止给病人食用。

（3）病房配备的公用冰箱允许存放食物，食物均应封口，可利用生鲜盒、保鲜膜或保鲜袋将剩饭剩菜装好再放入冰箱。避免将味道较重的食物或者水果放入冰箱，如：酸笋、榴莲等。

（4）肠内营养液和中药应在放于专用冰箱内，不应与其他食物混放。

①医院食堂混合奶：未开启时可在2～10℃保存24小时，开启后尽快服用完，如有变质切勿服用。

②成品营养液：瑞代、瑞能、瑞先、瑞高等在25℃以下密闭保存，不得冰冻，开启

后可在 2 ～ 10℃保存 24 小时；能全力需在室温下（10 ～ 30℃）遮光、密闭存储，开启后可在 4℃下存放 24 小时。

③所有营养液外包装贴上病人床号、姓名、开启日期时间，再存放于冰箱，以免混拿或拿错。

（5）特殊药品储存：未开启的胰岛素笔芯 / 其他冰箱储存药品，应存放于科室专用药品冰箱，已开启使用的胰岛素笔可常温存放在病人床头桌抽屉。

第二节　进食与进水

一、协助可自行进食病人进食、进水

（一）目的

协助可自行进食的病人进食、进水，满足病人的营养需求。适用于在协助下可自行进食的病人，如老年病人、术后恢复期病人、视力障碍或双眼被遮蔽的病人。

（二）准备工作

碗、汤匙、筷子、水杯、吸管（必要时）、毛巾、一次性纸杯、水杯（内装热水）等。

（三）操作程序

（1）护理员洗手。

（2）协助病人在床旁坐好；病人不能下床时，协助病人在床上取舒适的坐位或半坐位。

（3）协助病人洗手或擦手，颌下围毛巾 / 围脖 / 一次性中单；床上进餐的备好床上桌。

（4）检查餐食的温度，确认温度合适后，把餐食、毛巾 / 餐巾纸放于床旁桌或床上桌上。

（5）对视力障碍或双眼被遮盖且要求自己进食、进水的病人，告知病人食物内容和食物的位置，将病人的手引导到餐具旁。

（6）病人进食即将结束时，准备漱口的温水，检查水温是否合适。

（7）病人进食结束后，如病人在床上进食，先移开床上桌。

（8）协助病人喝水漱口，吐入一次性纸杯内，并协助清洁病人面部。

（9）协助病人取舒适卧位，清理用物，洗净餐具。

（四）注意事项

（1）食物温度适宜（38 ～ 40℃为宜），以防过热烫伤病人，或过冷食物导致胃肠不适。

（2）进食带刺食物时，如病人自己不能去除鱼刺，应先将鱼刺去掉，避免刺伤病人。如有病人卡刺不要自行采取措施，如喝醋、吃饭团等，应立即通知护士。

（3）进食过程中，注意观察病人的进食情况，避免发生呛咳、噎食，必要时暂停进食。

（4）端碗姿势：4 个手指支撑碗的底部，拇指放在碗端。拇指不得触碰碗的内侧（图 6-2-1）。

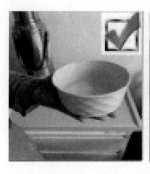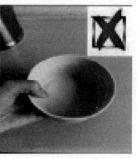

图 6-2-1　端碗姿势示范

（5）餐具的处理：先用清水冲掉食物残渣，再用洗涤灵清除餐具上的油渍，最后用清水彻底冲洗。风干清洗后的餐具，防止细菌滋生。餐具、食物与其他物品要分开放置。

（6）观察病人进食后反应，如有恶心、呕吐、腹泻等异常情况，应立即报告医师和护士。

（7）第一次协助病人进食／术后第一次进食／第一次进食某种食物前要先请示护士病人饮食有无禁忌。所有食物都要新鲜，以免发生食物中毒。

（8）对于需要统计出入量的病人，给病人使用带刻度的水杯或给现有的水杯标记刻度，水果及食物的计算根据含水量表换算，如病人进食量减少，应及时上报护士。

（9）家属带来的食物、药物以及要求进食服用的方法，护理员均要先上报责任护士，医务人员会根据病人病情告知是否可以进食、服用，以及量的多少，并及时和家属沟通，避免因为病人病情不能按照家属要求进食和服用导致的矛盾，减少饮食不当发生的风险，例如患者饮食医嘱是流食，家属送来红烧肉，患者进食期间可能发生噎食、窒息。

二、给不能自行进食病人喂食、喂水

（一）目的

满足不能自行进食病人的营养需求，避免出现呛咳等情况。

（二）准备工作

碗、汤匙、筷子、水杯、吸管、毛巾、一次性纸杯、水杯（内装温水）等。

（三）操作程序

（1）护理员洗手。

（2）协助病人取坐位或半坐卧位，如病人病情不允许，协助取侧卧位并使头部向前倾斜，或协助取仰卧位并使头偏向一侧。

（3）协助病人洗手，颌下围毛巾。

（4）检查餐食的温度。手托餐盒喂食，将汤匙从病人嘴角处缓慢送入，每次喂食量为1/3匙，每喂一勺，待病人充分咀嚼、吞咽后再继续喂食，并及时擦净病人口角。

（5）进食结束后，准备漱口水，并检查漱口水的温度。

（6）协助病人用吸管吸温水漱口后，吐入一次性纸杯内，并清洁病人面部。

（7）协助病人取舒适卧位，清理用物，洗净餐具。

（四）注意事项

（1）进食体位：病人侧卧进食时不要让头部后仰，仰卧进食时应将头部偏向一侧，以防发生呛咳。

（2）缓慢喂食，固体和液体食物轮流喂食（不要给病人喂食滑溜或带黏性的食物，以免发生噎食），待病人咀嚼充分并完全咽下后，再进行下一次喂食，以免病人发生噎食，发现病人出现呛咳，停止喂食并报告护士。

（3）其他：参考前文"协助可自行进食病人进食、进水"之"注意事项"。

三、病人口入量记录方法

准确计算病人口入量，便于医护人员了解病人病情变化，并制定合理的治疗措施。计算口入量时，如果是液体如水、果汁、牛奶等，可以使用有刻度的水杯进行计量。如果是固体食物要记录数量或重量，通过查食物含水量表进行转换。掌握常见水果及食物的含水量（表6-2-1、表6-2-2），如实登记在出入量表上。

表6-2-1　常见水果含水量表

水果（每100g）	含水量（mL）	水果（每100g）	含水量（mL）
西瓜	79	梨子	71
甜瓜	66	葡萄	65
西红柿	90	桃子	82
樱桃	67	香蕉	60
黄瓜	83	橘子	55
苹果	68	菠萝	86

表6-2-2　常见食物含水量表

食物	单位	原材料重量(g)	含水量（mL）	食物	单位	重原材料量（g）	含水量（mL）
米饭	1中碗	100	240	松花蛋	1个	60	34
大米粥	1大碗	50	400	藕粉	1大碗	50	210
大米粥	1小碗	25	200	鸭蛋		100	72
面条	2两	100	250	馄饨	1大碗	100	350
馒头	1个	50	25	牛奶	1大杯	250	217
花卷	1个	50	25	豆浆	1大杯	250	230
烧饼	1个	50	20	蒸鸡蛋	1大碗	60	260
油饼	1个	100	25	牛肉		100	69
豆沙包	1个	50	34	猪肉		100	29
菜包	1个	150	80	羊肉		100	59
水饺	1个	10	20	青菜		100	92
蛋糕	1块	50	25	大白菜		100	96
饼干	1块	7	2	冬瓜		100	97
油条	1根	50	12	豆腐		100	90
煮鸡蛋	1个	40	30	带鱼		100	50

注：米饭和大米粥均是指原材料大米的重量。按照医院常用食物制作的比例，大米：大米饭=1：2；大米：大米粥=1：5。举例说明100g米饭使用的大米是50g，其含水量=120mL。

四、饮食限盐的技巧

（1）减少摄入含盐量较多的食物，如酱油、腌制菜、酱菜、泡菜、黄酱、甜面酱、午餐肉、烧烤食品、熟食等。

（2）减少摄入以隐形盐形式存在的钠：味精、小苏打、生理盐水、营养品和保健品等。

（3）做菜的时候少放盐和酱油，使用称量勺。先炒菜，后放盐，或者表面沾酱油。

（4）同样盐量，感受咸度不同：凉菜或者烧烤＞炒菜＞红烧或炖菜。

（5）增加不含盐的调味料：醋、糖辣椒、花椒、胡椒等。

五、病人进食过程噎食窒息的预防及处理

（一）噎食窒息的预防

（1）采取科学的进食体位：坐位或半卧位，对于卧床患者应将床头抬高 30 ～ 40°。

（2）指导患者进食时避免说话。

（3）注意喂食速度不要太快，待患者充分咀嚼咽下后再喂下一口。

（4）对于容易发生呛咳和吞咽困难者，食物应以半流质为宜，如粥、蛋、菜泥、面糊、烂面等。不食用一些黏性大、不易消化的食物，如糯米类的汤圆、年糕及果冻等。吃鱼、排骨等，还应帮助去除鱼刺、肉骨。

（二）患者发生噎食时的紧急处理

（1）停止进食，立即呼叫医护人员。

（2）鼓励患者咳嗽，清除口咽部食。

（3）行背部叩击。

（4）行腹部冲击。首先以前腿弓、后腿登的姿势站稳，然后使患者坐在自己弓起的大腿上，并让其身体略前倾。然后将双臂分别从患者两腋下前伸并环抱患者。左手握拳，右手从前方握住左手手腕，使左拳虎口贴在患者胸部下方、肚脐上方的上腹部中央，然后突然用力收紧双臂，用左拳虎口向患者上腹部内上方猛烈施压，迫使其上腹部下陷。

（5）若由于气道异物导致患者意识丧失，立即行徒手心肺复苏。

知识链接——管饲病人的进食、进水照护

管饲法是将导管插入胃肠道，给病人提供必需的食物、营养液、水和药物的方法，根据导管插入的途径可分为口胃管、鼻胃管、鼻肠管、胃造瘘管、空肠造瘘管。本节以鼻饲管为例讲解管饲法的注意事项。

护士给病人进行鼻饲的方式有两种，一是用注射器将鼻饲液注入鼻饲管，二是使用肠内营养泵将鼻饲液注入鼻饲管。

1. 应用注射器鼻饲病人的进食、进水注意事项

（1）每次鼻饲前，观察鼻饲导管的长度是否有变化，病人鼻腔有无破溃，如有脱出或者破溃，立即报告护士处理。

（2）协助护士准备好肠内营养液，温度 38 ～ 40℃，每次量不超过 200mL，并准备温开水。两次鼻饲间隔时间大于 2 小时。

（3）护士从鼻饲管喂食完毕，护理员协助将胃管末端反折（图 6-2-2），用纱布包好，橡皮筋扎紧或用夹子夹紧，防止食物反流；用别针固定于枕旁或病人衣领处（图 6-2-3），翻身时注意避免脱出。

（4）鼻饲时床头抬高 30°～45°，鼻饲后维持原卧位 20～30 分钟，防止病人呕吐。

（5）鼻饲用物应每天更换消毒（图 6-2-4），护士鼻饲后，护理员将注射器洗净放于治疗盘内，用纱布盖好备用。

（6）对于剩余的鼻饲液均应按照说明书进行保存。

2. 应用肠内营养泵的注意事项

（1）营养泵管和鼻饲管连接是否完好，防止脱开，造成营养液遗漏，污染床单位。

（2）检查管路是否打折，是否和其他管路、导联线缠绕。

（3）翻身前查看管路，翻身时注意避免牵拉，翻身后整理管路。

（4）肠内营养泵出现报警及时通知护士。

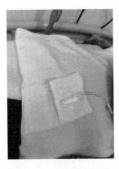 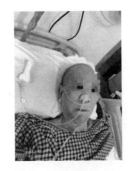 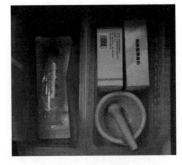

图 6-2-2　胃管末端反折　　图 6-2-3　用别针固定于病人衣领处　　图 6-2-4　鼻饲用物放置

第三节　睡眠照护

睡眠是人体生命活动不可缺少的部分，良好的睡眠可以消除疲劳，恢复体力、精力，增强免疫力。睡眠受易多种因素影响出现问题，睡眠障碍可以严重危害人的身心健康和安全。疾病会对病人的睡眠造成不同的影响，如心力衰竭、肺心病病人等由于呼吸困难不能平卧而被迫采取端坐呼吸，因此，做好住院期间的睡眠照护，有助于病人身心健康和疾病的康复。

一、住院病人睡眠状况的评估

（1）每天需要的睡眠时间及就寝的时间。

（2）是否需要午睡及午睡的时间。

（3）睡眠习惯，对食物、饮料、个人卫生、放松形式（阅读、听音乐等）、药物、陪伴、卧具、光线、声音及温度等的需要。

（4）睡前是否需要服用药物及药物种类和剂量。

（5）入睡持续的时间；睡眠深度；是否打鼾。

（6）夜间醒来的时间、次数和原因。

（7）睡眠中是否有异常睡眠（失眠、呼吸暂停、夜游等），其严重程度、原因以及对机体的影响。

（8）睡眠效果。

二、影响睡眠的因素

（1）年龄因素：随着年龄的增长，人的睡眠时间逐渐减少。

（2）病理因素：因躯体疾病造成的各种不适症状均会影响正常的睡眠。

（3）环境因素：陌生、嘈杂的环境，持续的输液治疗，身体的各种插管，体位以及光线、温湿度、空气质量等均会影响病人的睡眠质量。

（4）药物因素：如利尿剂的应用会导致夜尿增多而影响睡眠。

（5）情绪因素：如对疾病的担忧、经济压力、角色转变等都可能造成睡眠障碍。

（6）食物因素：一些食物及饮料的摄入会影响睡眠状况，如浓茶、咖啡。

（7）个人习惯：不健康的睡前习惯，如饥饿、进食过度、饮水过多，可影响睡眠质量。

（8）生活方式：生活无规律会影响睡眠的质量。

三、促进睡眠的护理措施

（1）注重环境调适，创造良好的睡眠氛围

（2）讲究睡眠卫生，养成良好的饮食习惯

（3）护理员督促病人进行有规律的生活作息，适当增加日间活动量，帮助病人建立正常的睡眠活动周期。

（4）限制床上活动，不看紧张刺激性电视节目，不抽烟，不想不愉快的事情，教会病人正确的睡姿，右侧卧位有利于血液循环。

（5）睡前给病人用热水洗脚，热水温度为 40℃左右；必要时睡前做放松训练；提醒病人入睡前如厕，以免夜尿增多而影响睡眠。

（6）护理员应及时发现并向医务人员报告病人的躯体不适，如病人发生病情变化，立即报告医务人员。

四、病人睡眠的安全护理

（1）夜间护理员休息时，将病人的床挡上好，在病人床旁两侧休息，禁止睡在床尾。

（2）病人烦躁不安、入睡困难、遵医嘱给予镇静病人、助眠药物时，在护士指导下适当行保护性约束并安全使用床挡，夜间加强看护，防止病人拔管及坠床。

（3）病人需要服用助睡眠药物时，协助病人洗漱完毕上床后，再协助病人服用助睡眠药物。

（4）夜间开启地灯，当病人如厕，必要时打开床头灯或者病室大灯，护理员必须贴身陪护，防止病人跌倒。

五、住院病人睡眠照护程序与流程

（一）目的

保证病人的正常的生理需求，维持其身体健康，促进其身体的康复。

（二）用物准备

根据气候准备棉被、被褥、棉质病号服、便器等。

（三）操作程序

1. 沟通

护理员告知病人准备熄灯休息。询问病人房间温湿度是否合适，是否需要帮助。

2. 布置睡眠环境

（1）室内环境安静整洁。

（2）护理员协助关闭窗户，闭合窗帘。

（3）调节室内空调或暖气，调节温湿度。

（4）检查病人床铺有无渣屑，展开被褥，被褥应松软适中。整理枕头，床头高度随病人习惯适当调整。

（5）协助病人上床就寝，盖好盖被，询问是否还有需求，及时满足。

（6）调节光线，开启地灯，关闭大灯。

3. 注意事项

（1）睡前病室适当通风换气，避免空气混浊或异味影响睡眠。

（2）被褥厚薄随季节调整。

（3）床头不宜太高或太低，枕头软硬度适中。

表 6-3-1　医院饮食照料操作考核标准

姓名：　　　　得分：　　　　考核人：

项目	总分	要求	分值	得分
素质要求	9	着装整洁、按要求穿工作服	3	
		头发梳理整齐	3	
		语言恰当、态度和蔼	3	
评估工作	10	确定病人能否进食	10	
准备工作	19	洗手	3	
		备齐物品：碗，汤匙，筷子，水杯，吸管，毛巾，一次性纸杯，水杯（内装温开水）等，床上进餐的备好床上桌	8	
		准备食物：根据医嘱饮食进行准备	8	
协助可自行进食病人进食、进水	53	协助病人取坐位或半坐卧位，如病人病情不允许，协助取侧卧位并使头部向前倾斜，或协助取仰卧位并使头偏向一侧	6	
		协助病人洗手，颌下围毛巾	5	
		检查餐食的温度	2	
		手托餐盒喂食，将汤匙从病人嘴角处缓慢送入	8	
		每喂一勺后待病人充分咀嚼吞咽后再继续喂食，及时擦净病人口角	4	
		观察病人吞咽情况，若发现病人出现呛咳，停止喂食并报告护士	4	
		固体和液体食物轮流喂食	3	
		喂食鱼类食物时，应先将鱼刺去掉，避免刺伤病人	2	

项目	总分	要求	分值	得分
协助可自行进食病人进食、进水	53	进食结束后，准备漱口水，并检查漱口水温度	3	
		协助病人用吸管吸温水漱口后，吐入一次性纸杯里，并清洁面部	4	
		协助病人取舒适卧位，清理用物	3	
		正确清洗餐具，并放好，餐具、食物与其他物品要分开放置	4	
		观察病人进食后反应，如有异常，立即报告医生和护士	5	
注意事项	9	特殊饮食的病人，进食前应仔细检查	3	
		不能自行进食的病人得到正确、安全的喂食	3	
		病人进食和饮水延迟时，做好交接工作	3	
合计	100		100	

第七章　清洁照料

教学目标	教学建议
1.掌握刷牙法的操作程序和注意事项；假牙清洁法的操作程序和注意事项 2.掌握床上梳头的操作程序和注意事项；床上头发清洁的操作程序和注意事项 3.掌握清洁面部、双手、足部的操作程序和注意事项；床上皮肤清洁的操作程序和注意事项；更换衣服的操作程序和注意事项；修剪指（趾）甲的操作程序和注意事项 4.掌握协助卧床病人更换衣服的操作步骤和注意事项 5.掌握整理床单位的操作程序和注意事项；卧床病人整理床单位的注意事项 6.掌握晨间、午间、晚间照料内容	演示与讲解相结合，强调：操作过程中保护病人，加强与病人沟通合作，防止病人受凉

清洁是人的基本需求之一，是维持和获得健康的基础。清洁可以清除微生物以及污垢，防止细菌繁殖，促使血液循环，有利于体内废弃物排泄，同时可使人感到轻松、愉快和舒适。

病人由于疾病、治疗的需要或由于自我活动能力受限，无法完成日常清洁，因此，医疗机构护理员要熟练掌握各项清洁技术，协助病人每日清洁，并随时观察病人的身体状况，以保证病人安全、舒适。

第一节　口腔清洁

口腔是消化道的起始部分，由两唇、两颊、硬腭、软腭等构成。口腔内有牙齿、舌、唾腺等器官。口腔与外界相通，是病原体进入人体的主要途径之一，口腔中的温度、湿度、食物残渣，非常适宜微生物的生长繁殖，保持口腔清洁可以预防口腔炎、口角炎、口臭和龋齿等，促进病人食欲和消化功能，餐后及时清洁口腔能预防误吸，使病人早日康复。

一、口腔清洁

（1）协助病人保持口腔清洁、湿润，使病人舒适，预防口腔感染等并发症。

（2）防止口臭、口垢，促进食欲，保持口腔正常功能。

（3）禁食、高热、昏迷、术后、口腔疾病等病人需要做口腔护理时，应由责任护士操作，护理员可协助病人摆放体位、固定物品等。

二、刷牙

（一）目的

（1）保持口腔清洁、湿润，避免口腔内黏膜及口唇干裂，使病人舒适。

（2）预防口腔感染，防止口臭、口垢，促进食欲。

（3）用于神志清楚，生活部分自理的病人。

（二）操作前准备

（1）护理员准备：着装整齐、洗净双手；仪态举止大方；语言文明，态度和蔼。

（2）用物准备：牙膏、软毛牙刷、水杯、温水（温度为 30～36℃）、脸盆、干毛巾、纸巾、护理垫等。

（3）环境准备：病室内安静、整洁、光线充足。

（三）操作步骤

操作步骤及说明见表 7-1-1。

表 7-1-1　刷牙操作步骤

操作步骤	操作说明
解释	护理员向病人说明刷牙的目的和方法，以取得配合
摆放用物	用物放置于病人床旁桌或小桌板上 水杯中盛 2/3 温水 将牙刷沾湿，挤适量牙膏（大约 1cm 长），横放于水杯上 将脸盆置于床旁椅上
安置体位	协助病人坐起，必要时披衣保暖 将干毛巾围于病人颌下，以免湿衣服 将护理垫铺在被子上，以免打湿床单位 如有活动性义齿（假牙），正确取下，置于专用护理盒内
刷牙	将牙刷递给病人 护理员一只手持水杯，另一只手持脸盆 指导并协助病人漱口 指导并协助病人刷牙 刷牙方法：先刷上牙再刷下牙，上牙往下刷，下牙往上刷，咀嚼面来回刷（图 7-1-1） 指导并协助病人彻底漱净牙膏 将脸盆放于床旁椅上 接过病人手中牙刷，将刷头朝上放在水杯中 将水杯放于床头桌上或小桌板上 协助病人用纸巾擦拭口角周围水渍 如有活动性义齿（假牙），清洗后，协助病人戴上 撤去护理垫
整理	协助病人取舒适卧位 整理床单位 立起床挡，将呼叫器放在病人手边，告知后离开床旁 洗净牙具，将牙刷刷头朝上放于水杯中，以免潮湿 清洗毛巾、脸盆 将物品放于指定位置

（四）注意事项

（1）牙刷专人专用，选择软毛牙刷，不能将牙刷泡于热水中，刷牙后要洗净刷头。

（2）根据牙医要求或病人喜好选用牙膏，每次刷牙牙膏用量不宜过多。

（3）刷牙时动作轻柔，防止牙龈出血。

（4）认真观察病人口腔有无出血、溃疡和特殊气味等和（或）病人主诉口腔疼痛，及时报告医护人员。

（5）若病人牙齿松动，不可用力刷或自行拔掉，立即通知医护人员处理。

（6）口腔清洁时间通常为每日晨起、餐后及睡前，餐后刷牙能有效清洁口腔，预防口腔感染。

（7）注意水温。30～36℃最为适宜。

（8）建议每次刷牙时间3分钟，方法及方向正确（图7-1-1）。

（9）神志不清病人不可刷牙。

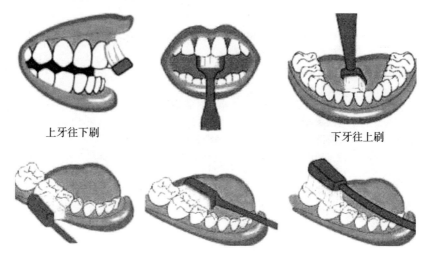

上牙往下刷　　　　　　　　　　　下牙往上刷

图7-1-1　刷牙方法

三、漱口

（一）目的

（1）保持口腔清洁、湿润，避免口腔内黏膜及口唇干裂，使病人舒适。

（2）预防口腔感染，防止口臭、口垢，促进食欲。

（3）用于神志清楚，生活部分自理的病人。

（二）操作前准备

（1）护理员准备：着装整齐、洗净双手。

（2）用物准备：弯吸管、水杯、温水（温度为30～36℃）、脸盆、干毛巾、纸巾、护理垫等。

（3）环境准备：病室内安静、整洁、光线充足。

（三）操作步骤

操作步骤及说明见表7-1-2。

表 7-1-2　漱口操作步骤

操作步骤	操作说明
解释	护理员向病人说明漱口的目的和方法，以取得配合
摆放用物	用物放置于病人床旁桌或小桌板上 水杯中盛 2/3 温水 将弯吸管放于水杯上 将脸盆置于床旁椅上
安置体位	协助病人坐起，必要时披衣保暖 将干毛巾围于病人颌下，以免打湿衣服 将护理垫铺在被子上，以免打湿床单位 如有活动性义齿（假牙），正确取下，置于专用护理盒内
漱口	将弯吸管放入病人口中 护理员一只手持水杯，另一只手持脸盆 指导并协助病人漱口 漱口方法：反复鼓动颊部，使水充分在口腔内流动，将食物残渣从齿缝及口腔各部　位冲洗出来（图7-1-2） 指导并协助病人，反复多次 将脸盆放于床旁椅上 将弯吸管及水杯放于床头桌上或小桌板上 协助病人用纸巾擦拭口角周围水渍 如有活动性义齿（假牙），清洗后，协助病人戴上 撤去护理垫
整理	协助病人取舒适卧位 整理床单位 立起床挡，将呼叫器放在病人手边，告知后离开床旁 将弯吸管扔掉，洗净水杯 清洗毛巾、脸盆 将物品放于指定位置

（四）注意事项

（1）漱口水杯要专人专用。

（2）选用弯吸管，病人漱口时护理员可以随时控制水量，不可一次吸进大量的水，以免引起呛咳。

（3）其他：同刷牙注意事项

三、活动性义齿（假牙）清洁

义齿（假牙）与真牙一样，也容易聚集一些食物和牙垢，需要及时清洁，固定义齿每次随着刷牙或漱口时清洁，活动性义齿应取下清洁。

（一）目的

保持口腔清洁，活动性义齿（假牙）完好无损坏，延长活动性义齿（假牙）使用寿命。

（二）操作前准备

（1）护理员准备：着装整齐、洗净双手。

（2）用物准备：义齿专用护理盒或水杯、软毛牙刷、义齿清洗液或清水等。

（3）环境准备：盥洗内安静、整洁、光线充足。

（三）操作步骤

操作步骤及说明见表7-1-3。

表7-1-3 活动性义齿（假牙）清洁

操作步骤	操作说明
解释	护理员向病人说明活动性义齿（假牙）清洁的目的和方法，以取得配合
取下义齿（假牙）	先由上至下取下上面的义齿（假牙）（图7-1-3a）
	再由下至上取下下面的义齿（假牙）（图7-1-3b）
	将义齿（假牙）放入专用护理盒或水杯内
清洗义齿（假牙）	将携物品至盥洗室
	用软毛牙刷轻轻地在流动的清水下刷洗将义齿（假牙），方法同刷牙
	或用义齿清洗液清洗
	洗净后置于水杯内或义齿专用护理盒内，每天换水一次
	用清水浸泡
佩戴义齿（假牙）	先由下至上佩戴上面的义齿（假牙）（图7-1-3）
	再由上至下佩戴下面的义齿（假牙）（图7-1-3）
	白天佩戴义齿（假牙）
	晚上取下义齿（假牙）（图7-1-3）
存放	装有义齿（假牙）的水杯内或义齿专用护理盒应固定位置放置
	避免热源

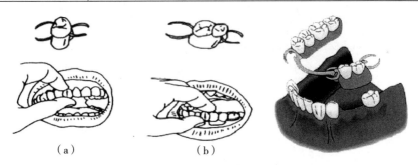

（a）　　　　　　　　（b）

图7-1-3 取下和佩戴义齿（假牙）

（四）注意事项

（1）协助病人取下、佩戴活动性义齿（假牙）时动作要轻柔，避免损伤牙龈。

（2）活动性义齿（假牙）每餐后均应清洗。

（3）活动性义齿（假牙）洗净后置于水杯内或义齿专用护理盒内，用冷水浸泡，每日换水一次。

（4）活动性义齿（假牙）不可放入乙醇或热水中浸泡、刷洗，以免发生变色、变形和老化。

（5）病人白天佩戴义齿（假牙），以增进咀嚼功能，保持口腔外形；晚上取下义齿（假牙），使牙床得到休息和保养。

（6）对昏迷病人应将其活动性义齿（假牙）取下，清醒后再佩戴。

四、操作考核评分标准

见表7-1-4。

表7-1-4　协助病人口腔清洁操作考核评分标准

姓名：　　　　得分：　　　考核教师：　　　考核日期：

项目	总分	要求	分值	得分
素质要求	8	着装整洁	2	
		洗净双手	2	
		头发整齐	2	
		佩戴胸卡	2	
协助病人口腔清洁	72	备齐用物，放置合理	5	
		病人体位舒适、安全	6	
		协助病人漱口方法正确	10	
		协助病人刷牙方法正确	10	
		刷牙后牙刷放置方法正确	5	
		病人牙齿清洁无遗漏	6	
		活动性义齿处理	8	
		协助病人擦拭口角	5	
		操作后病人卧位舒适、安全	5	
		床单位整洁，无潮湿	5	
		物品处理正确	5	
		洗手	2	
综合评价	20	操作熟练，注意节力	5	
		关爱病人，做好安全措施	5	
		与病人交流时语言恰当，态度和蔼	5	
		病人无不适感觉	5	
总分	100		100	

第二节　头发清洁

头发是人体皮脂腺分布最多的部位，皮脂、汗液伴灰尘常黏附于头发、头皮上，形成污垢，易造成异味、脱发和其他皮肤疾病。保持病人干净整洁的头发可以保护头皮，促进头部血液循环，预防感染，增加病人自信心及舒适感。

一、床上梳发

（一）目的

（1）梳理头发能保持头发整齐、清洁，减少感染。

（2）促进头部血液循环。

（3）使病人舒适、美观，促进其身心健康。

（二）操作前准备

（1）护理员准备：着装整齐、洗净双手。

（2）用物准备：梳子、清水、脸盆、干毛巾、纸巾，必要时备发卡、橡皮筋等。

（3）环境准备：病室内安静、整洁、光线充足。

（三）操作步骤

操作步骤及说明见表7-2-1。

表7-2-1　床上梳发

操作步骤	操作说明
解释	护理员向病人说明梳头的目的和方法，以取得配合
摆放用物	用物放置于病人床旁桌 脸盆中盛满少量清水 将脸盆置于床旁椅上
安置体位	协助病人坐起，必要时披衣保暖，将干毛巾铺于肩上（图7-2-1） 若病人不能坐起，协助病人头偏向一侧，将干毛巾铺于枕头上（图7-2-2）
梳理头发	将病人头发从中间分成两股，一只手握住一股头发，另一只手用梳子由发梢逐段 　　向发根轻轻梳理 长发或头发打结时，将头发绕于示指上，慢慢梳理 头发纠结成团时，用梳子沾少许清水轻轻梳理 同样方法梳理另一股 协助病人头偏向对侧，同样方法梳理对侧头发 必要时用发卡或橡皮筋扎起头发
整理	将脱落的头发包在纸巾内 撤去干毛巾 协助病人取舒适卧位 整理床单位 立起床挡，将呼叫器放在病人手边，告知后离开床旁 清洗梳子、干毛巾、脸盆等 将物品放于指定位置

（四）注意事项

（1）梳理头发时动作应轻柔，避免强行梳拉，以免病人不适。

（2）对烫发或发量较多的病人用梳子梳理，以防损伤头皮。

（3）梳理头发时尊重病人习惯，尽量满足病人喜好。

（4）发现病人头皮感染，头皮屑过多，应及时报告医护人员。

二、头发清洁

（一）头发清洁的目的

（1）保持头发整洁，去除头屑和污物，减少感染的机会。

（2）促进头皮血液循环，使病人舒适、美观，促进其身心健康。

（二）操作前准备

（1）护理员准备：着装整齐、洗净双手。

（2）用物准备：大毛巾 3 条、小方巾 2 条、洗发液 1 瓶、护发素 1 瓶、梳子 1 把、空脸盆 1 个、水杯 1 个、电吹风 1 个、棉球 2 个、护理垫 3 块、温水盆 1 个等，根据洗头方法不同增加相应用物，如床旁椅、小桌板、洗发器、平底水杯等。

（3）环境准备：病室内关闭门窗，拉上隔帘，室温调至 24±2℃。

（三）操作步骤

1. 坐位洗头法（适用于能坐起的病人）

操作步骤及说明见表 7-2-2。

表 7-2-2　坐位洗头法

操作步骤	操作说明
解释	护理员向病人说明洗头的目的和方法，以取得配合
摆放用物	将洗发液、护发素、梳子等用物放置于床旁桌上或方便取得之处 脸盆内盛温水（40～45℃），1/2 至 2/3 满，置于床旁桌或床旁椅上 将空脸盆置于床旁椅上或小桌板上
安置体位	协助病人坐起，必要时披衣保暖，松开病人衣领向内折 将第一块大毛巾围于颈部，第二块大毛巾铺于肩部（图7-2-3） 将护理垫铺在病人身上 若病人坐在床正中，将小桌板打开，空脸盆置于小桌板上 若病人坐在床缘，将床旁椅置于病人两腿之间，空脸盆置于床旁椅上 空脸盆为污水盆
保护眼耳	嘱病人闭上眼睛 用棉球塞双耳
洗净头发	护理员用水杯取少量的温水在自己的前臂内侧检查水温，以不烫手为宜 嘱病人低头，用少量的温水于病人头部试温，询问病人感觉（图7-2-4） 用适量的温水充分湿润头发，将洗发液均匀地涂抹在头发上，从发际向头顶至枕后，轻轻地用指腹反复揉搓头皮和头发 用温水将洗发液彻底冲净 将少量护发素涂均匀地抹在头发上，轻轻地用指腹反复揉搓头发 再用温水彻底冲净头发（免洗护发素省略此步） 若中途添加热水，应嘱病人坐稳，并再次试水温
擦干梳发	解下颈部毛巾包住头发并擦拭头发，蘸干面部水渍，撤去 撤去污水盆 用电吹风将头发吹干（图 7-2-5），待头发完全干后撤去肩部毛巾。 取下耳内棉球 将头发梳理整齐
整理	将脱落的头发包在纸巾内 撤去护理垫，检查衣物、床单位有无打湿 协助病人取舒适卧位，询问病人感受 整理床单位 立起床挡，将呼叫器放在病人手边，告知后离开床旁 清洗梳子、毛巾、脸盆等 将物品放于指定位置

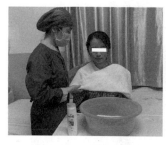
图 7-2-3　准备用物

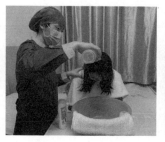
图 7-2-4　床边洗头

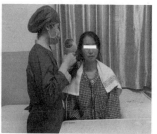
图 7-2-5　吹干头发

2. 床上洗头法（适用于不能坐起的病人）

操作步骤及说明见表 7-2-3。

表 7-2-3　床上洗头法

操作步骤	操作说明
解释	护理员向病人说明洗头的目的和方法，以取得配合
摆放用物	将洗发液、护发素、梳子等用物放置于床旁桌上或方便取得之处 脸盆内盛温水（40～45℃），1/2 至 2/3 满，置于床旁椅上 护理员取少量的温水在自己的前臂内侧检查水温，以不烫手为宜
安置体位	将一块护理垫及一块大毛巾铺在枕头上，松开病人衣领向内折，将另一块大毛巾围于颈部 协助病人斜角仰卧，将枕头移至肩下 将另一块护理垫铺在病床靠近床头位置
放置洗发器	扣杯法：将脸盆放置护理垫上，盆底放一块小毛巾，水杯倒扣在毛巾上；杯底用大毛巾折成四折盖住，使病人的头部枕在毛巾上；脸盆内放一根软管，下接脸盆即污水盆（图 7-2-6） 马蹄形简易洗发器：将数张纸、大浴巾和护理垫卷成圆筒状，对折围成马蹄形槽，在距离两侧开口 10～15cm 处固定，上面覆盖护理垫；将马蹄形简易洗发器放置护理垫上；下接脸盆即污水盆（图 7-2-7）；使病人的头部枕在马蹄形槽内 洗发盆法：将脸盆放置护理垫上，连接软管，下接脸盆即污水盆（图 7-2-8）；使病人的头部枕在洗头盆的凸处
保护眼耳	嘱病人闭上眼睛并用小毛巾遮盖 用棉球塞双耳
洗净头发	嘱病人低头，用少量的温水于病人头部试温，询问病人感觉 用适量的温水充分湿润头发，将洗发液均匀地涂抹在头发上，从发际向头顶至枕后，轻轻地用指腹反复揉搓头皮和头发 用温水将洗发液彻底冲净 将少量护发素涂均匀地抹在头发上，轻轻地用指腹反复揉搓头发 再用温水彻底冲净头发（免洗护发素省略此步） 若中途添加热水，应嘱病人不动，并再次试水温
擦干梳发	解下颈部毛巾包住头发并擦拭头发，蘸干面部水渍，撤去 一只手托住头部，另一只手撤去洗发器 移开污水盆 协助病人仰卧床正中，将枕头、护理垫一并从肩下移至头部 用电吹风将头发吹干，待头发完全干后撤去枕头上毛巾 取下耳内棉球
擦干梳发	取下眼部小毛巾 将头发梳理整齐

（续表）

操作步骤	操作说明
整理	将脱落的头发包在纸巾内 撤去护理垫，检查衣物、床单位有无打湿 协助病人取舒适卧位，询问病人感受 整理床单位 立起床挡，将呼叫器放在病人手边，告知后离开床旁 清洗梳子、毛巾、脸盆等 将物品放于指定位置

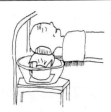

图 7-2-6　床上洗头法——扣杯法

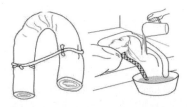

图 7-2-7　床上洗头法——马蹄形简易洗发器

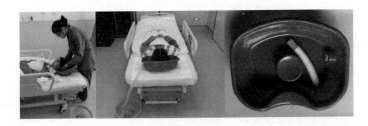

图 7-2-8　床上洗头法——洗发盆

（四）注意事项

（1）洗发前先询问护士病人的健康状况是否允许洗发，并征得病人的同意。

（2）洗发前，注意室温和水温。

（3）洗发前询问病人是否需要排尿，如需要，先排尿后洗头。

（4）洗发时，随时注意观察病人的反应，询问其感受。如面色、呼吸异常等，立即停止洗头，并报告护士。

（5）洗发时，注意防止水流入眼和耳内。

（6）洗发时，动作轻柔，揉搓头发力度适中，不可用指甲抓，以防抓伤头皮。

（7）若中途添加热水，应嘱病人不要移动，添加后需再次试温。

（8）避免弄湿病人衣服、床单、枕头，若有潮湿，要及时更换。

（9）洗发后及时擦干、吹干头发，注意保暖。

（10）洗头时间不宜过久，以防头部充血和疲劳，引起病人不适。

三、操作考核评分标准

协助病人洗头操作考核评分标准见表7-2-4。

表7-2-4　协助病人洗头考核评分标准

姓名：　　　　得分：　　　　考核教师：　　　　考核日期：

项目	总分	要求	分值	得分
素质要求	8	着装整洁	2	
		洗净双手	2	
		头发整齐	2	
		佩戴胸卡	2	
协助病人洗头	72	准备用物，检查水温，水温合适	6	
		物品放置合理	5	
		病人体位舒适、安全	6	
		洗头方法正确	12	
		护发素使用方法正确	8	
		头发清洗干净	8	
		头发梳理整齐	8	
		病人衣服、床单位无潮湿	8	
		操作后病人卧位舒适、安全	6	
		洗发器等物品使用正确	5	
综合评价	20	操作熟练、注意节力	5	
		关爱病人、安全措施	5	
		与病人交流时语言恰当，态度和蔼	5	
		病人无不适感觉	5	
总分	100		100	

注：考核时教师随机抽取任意一种洗头法，床上洗头随机抽取任意一种洗发器。

第三节　皮肤清洁

皮肤在身体表面，直接同外界环境接触，是具有保护、排泄、调节体温和感受外界刺激等作用的一种器官，是人体最大的器官。皮肤分表皮和真皮两层。表皮在皮肤表面，又可分成角质层和生发层两部分。已经角质化的细胞组成角质层，脱落后就成为皮屑。生发层细胞不断分裂，能补充脱落的角质层。皮肤还有毛发、汗腺、皮脂腺、指(趾)甲等附属物。具有保护、感觉、分泌、排泄、呼吸等功能。皮肤清洁可以有效预防各种感染及并发症。

一、清洗面部及双手

（一）清洗面部及双手的目的

（1）去除面部及双手污垢，保持清洁，预防感染等。

（2）促进血液循环，增强皮肤代谢的功能。

（3）使病人舒适、心情愉悦。

（二）操作前准备

（1）护理员准备：着装整齐、洗净双手。

（2）用物准备：洗脸毛巾、大毛巾、洗脸盆、温水（40℃左右）、洗面液、洗手皂、护肤品、护理垫等。

（3）环境准备：病室内关闭门窗，拉上隔帘，室温调至 24±2℃。

（三）操作步骤

1. 坐位清洁面部及双手（适用于能坐起的病人）

操作步骤及说明见表 7-3-1。

表 7-3-1　坐位清洁面部及双手

操作步骤	操作说明
解释	护理员向病人说明清洁面部及双手的目的和方法，以取得配合
摆放用物	将洗面液、洗手皂、护肤品等用物放置于床旁桌上或方便取得之处 脸盆内盛温水（40℃左右），1/2至2/3满，置于床旁椅上 护理员取少量的温水在自己的前臂内侧检查水温，以不烫手为宜 将洗脸毛巾放入脸盆内
安置体位	协助病人坐起，必要时披衣保暖，松开病人衣领向内折，挽起衣袖 将一块大毛巾围于颈部及胸前 将护理垫铺在病人身上 若病人坐在床正中，将小桌板打开，脸盆置于小桌板上 若病人坐在床缘，将床旁椅置于病人两腿之间，脸盆置于床旁椅上
清洁面部及双手	护理员检查并固定稳妥脸盆，以免打翻 协助病人洗脸、洗手 使用洗面液、洗手皂等 重点清洁眼部、颈部、耳后；洗净双手指缝、指甲等 洗净后将脸盆取下 协助病人涂抹护肤品
整理	撤去大毛巾、护理垫、小桌板等 检查衣物、床单位有无打湿 协助病人取舒适卧位，观察病人面部及双手皮肤有无异常 整理床单位 立起床挡，将呼叫器放在病人手边，告知后离开床旁 清洗洗脸毛巾、脸盆等 将物品放于指定位置

2. 卧位清洁面部及双手（适用于不能坐起的病人）

操作步骤及说明见表 7–3–2。

表 7–3–2　卧位清洁面部及双手

操作步骤	操作说明
解释	护理员向病人说明清洁面部及双手的目的和方法，以取得配合
摆放用物	将洗面液、洗手皂、护肤品等用物放置于床旁桌上或方便可取之处 脸盆内盛温水（40℃左右），1/2 至 2/3 满，置于床旁椅上 护理员取少量的温水在自己的前臂内侧检查水温，以不烫手为宜 将洗脸毛巾放入脸盆内
安置体位	协助病人舒适卧位 将一块大毛巾围于颈部及胸前
清洁面部	护理员将微湿的热毛巾包在手上叠成手套状 擦拭顺序：①眼部由内眦至外眦擦拭；同样方法擦拭另一侧。②前额→颊部→鼻翼→ 　人中→耳后→下颌→颈部（额部由中间向左右擦洗；鼻部由上向下擦洗；面颊由鼻、 　唇、下颌向左右面颊擦洗；颈部由中间向左右擦） 根据病人需求使用洗面液，若使用洗面液应用湿毛巾再擦拭一遍 用干毛巾最后擦拭一遍 注意清洁眼部、颈部、耳后（图 7–3–1）
清洁双手	护理员将微湿的热毛巾包在手上叠成手套状 擦拭顺序：掌背→掌心→手指→指缝；同样方法擦拭另一侧 使用洗手皂后用湿毛巾再擦拭一遍 用干毛巾最后擦拭一遍 注意洗净双手指缝、指甲等（图 7–3–2）
清洁后	洗净后将脸盆取下 协助病人涂抹护肤品
整理	撤去大毛巾、小桌板等 检查衣物、床单位有无打湿 协助病人取舒适卧位，观察病人面部及双手皮肤有无异常 整理床单位 立起床挡，将呼叫器放在病人手边，告知后离开床旁 清洗洗脸毛巾、脸盆等 将物品放于指定位置

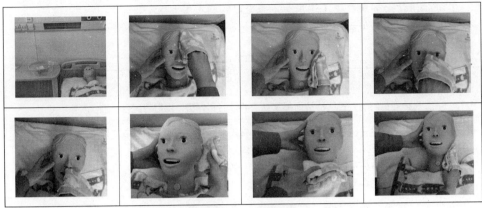

图 7-3-1　洗脸顺序

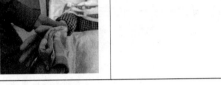

图 7-3-2　洗手顺序

（四）注意事项

（1）操作前一定要检查水温，以免烫伤病人，有末梢感觉障碍的病人洗脸洗手时，温度不可超过 40℃。

（2）脸盆放置稳妥，避免倾倒打湿衣物和床单位，如弄湿需及时更换。

（3）毛巾不必过湿，以免打湿衣物等。

（4）清洁面部时注意清洁眼部、颈部、耳后等处；清洁双手时注意洗净双手指缝、指甲等处。

（5）注意观察病人面部及双手皮肤有无异常，发现有问题及时报告护士。

二、足部清洗法

（一）足部清洗的目的

（1）去除双足部污垢，保持清洁，预防感染等。

（2）促进应血液循环，增强皮肤代谢的功能。

（3）使病人舒适、心情愉悦。

（4）预防足部压疮。

（二）操作前准备

（1）护理员准备：着装整齐、洗净双手。

（2）用物准备：足毛巾、足盆、温水（40℃左右）、香皂、护肤品、护理垫、一次性手套等。

（3）环境准备：病室内关闭门窗，拉上隔帘，室温调至 24±2℃。

（三）操作步骤

操作步骤及说明见表 7-3-3。

表7-3-3 足部清洗法

操作步骤	操作说明
解释	护理员向病人说明足部清洗的目的和方法，以取得配合
摆放用物	将香皂、护肤品等用物放置于床旁桌上或方便取得之处 足盆内盛温水（40℃左右），1/2至2/3满，置于床旁椅上 护理员取少量的温水在自己的前臂内侧检查水温，以不烫手为宜 将足毛巾放入脸盆内 护理员戴好一次性手套
安置体位	协助病人舒适仰卧位 松开被尾 屈膝，卷起裤管向上至膝部，必要时膝下可垫软枕 将护理垫垫于脚下 足盆置于护理垫上（图7-3-3）
清洁足部	先将病人一只脚放入足盆中浸湿 用足毛巾清洗，注意清洗趾缝和趾甲 拧干毛巾将脚包上 护理员一只手托住脚，另一只手将足盆取下，置于床旁椅上 擦干足部 必要时涂抹香皂，若涂抹香皂应再用清水洗净 同法清洗另一只脚 协助病人涂抹护肤品（图7-3-4）
整理	撤去护理垫等 检查衣物、床单位有无打湿 协助病人取舒适卧位，观察病人双足皮肤有无异常 整理床单位 立起床挡，将呼叫器放在病人手边，告知后离开床旁 清洗足毛巾、足盆等 将物品放于指定位置 脱掉一次性手套

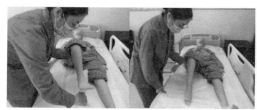

图7-3-3 足部清洗体位

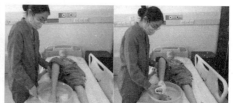

图7-3-4 足部清洁顺序

（四）注意事项

（1）操作前一定要检查水温，以免烫伤病人，有末梢感觉障碍的病人洗脸洗手时，温度不可超过40℃。

（2）足盆要放置稳妥，避免倾倒打湿衣物和床单位，如弄湿需及时更换。

（3）注意洗净足缝和趾甲等处，并擦干。

（4）注意观察病人足部皮肤有无异常，发现有问题及时报告护士。

（5）足部清洗时间不超过 20 分钟。

（6）为预防交叉感染，护理员应戴好一次性手套操作。

三、会阴部清洁法

（一）会阴部清洗的目的

（1）保持会阴部清洁，预防感染。

（2）去除异味，使病人保持舒适。

（二）操作前准备

（1）护理员准备：着装整齐、洗净双手。

（2）用物准备：湿巾、会阴清洁毛巾、会阴清洁盆、温水（40℃左右）、会阴清洁壶、护理垫、一次性手套等。

（3）环境准备：病室内关闭门窗，拉上隔帘，室温调至 24±2℃。

（三）操作步骤

操作步骤及说明见表 7-3-4。

表 7-3-4　会阴部清洗法

操作步骤	操作说明
解释	护理员向病人说明会阴部清洗的目的和方法，以取得配合 按需求给予便器
摆放用物	将用物放置于方便取得之处 会阴清洁壶内盛温水（40℃左右），1/2 至 2/3 满，置于床旁椅上 护理员取少量的温水在自己的前臂内侧检查水温，以不烫手为宜 护理员戴好一次性手套
安置体位	协助病人舒适仰卧位 揭开被子 将护理垫垫于臀下 协助病人屈膝，脱下裤子至膝关节以下，两腿分开外展，暴露会阴部 会阴清洁盆置于护理垫上（图7-3-5）
清洁会阴部	冲洗法：协助病人用会阴清洁壶冲洗，由前至后即由上至下、由外向内 擦洗法：指导或协助病人擦洗，用湿巾或会阴清洁毛巾打湿后拧成微干，由前至后即由上至下、由外向内（图7-3-6）
整理	撤去会阴清洁盆 撤去护理垫等 检查衣物、床单位有无打湿 协助病人更换清洁裤子 协助病人取舒适卧位 整理床单位 立起床挡，将呼叫器放在病人手边，告知后离开床旁 清洗会阴毛巾、会阴清洁壶、会阴清洁盆等 将物品放于指定位置 脱掉一次性手套

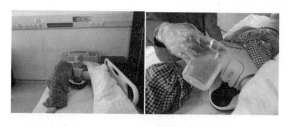

图 7-3-5　会阴部清洗体位

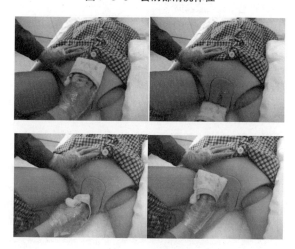

图 7-3-6　会阴部清洗方法

（四）注意事项

（1）操作前一定要检查水温，以免烫伤病人。

（2）会阴清洁盆要放置稳妥，避免倾倒打湿衣物和床单位，如弄湿需及时更换。

（3）清洁时动作轻柔，并及时擦干。

（4）为预防交叉感染，护理员应戴好一次性手套操作。

四、床上擦浴（适用于卧床及生活不能自理的病人）

（一）床上擦浴的目的

（1）去除皮肤表面污垢，保持皮肤清洁。

（2）促进血液循环，增强皮肤代谢的功能。

（3）预防感染、压疮等并发症。

（4）使病人舒适、心情愉快。

（二）操作前准备

（1）护理员准备：着装整齐、洗净双手。

（2）用物准备：毛巾、浴巾、洗脸盆、温水（40℃左右）、浴液或香皂、护肤品、护理垫等。

（3）环境准备：病室内关闭门窗，拉上隔帘，室温调至 24±2℃。

（三）操作步骤

操作步骤及说明见表 7-3-5。

表7-3-5　床上擦浴

操作步骤	操作说明
解释	护理员向病人说明床上擦浴目的和方法,以取得配合 按需要给予便盆
摆放用物	将浴液或香皂、护肤品等用物放置于床旁桌上或方便取得之处 脸盆内盛温水(40℃左右),1/2至2/3满,置于床旁椅上 护理员取少量的温水在自己的前臂内侧检查水温,以不烫手为宜 将洗脸毛巾放入脸盆内
安置体位	协助病人舒适卧位 放平床头、床尾 逐步揭开被子
床上擦浴	护理员将微湿的热毛巾包在手上叠成手套状 擦洗顺序:面部→上肢→双手→胸部→腹部→后颈部→背部→臀部→下肢→足部→会阴部 擦洗面部:见第七章第三节"卧位清洁面部及双手"之"清洁面部" 协助病人脱去上衣:见第七章第四节"更换衣服" 擦洗上肢:将浴巾铺于一侧上肢下;一只手托起肘部及前臂;另一只手由近心端至远心端(由上至下)下依次擦洗;同样方法擦洗另一侧 擦洗双手:见第七章第三节"卧位清洁面部及双手"之"清洁双手" 协助病人穿上清洁上衣:见第七章第四节"更换衣服" 将浴巾铺于病人胸腹部:浴巾折于颈部,使浴巾一端与被头对齐,同时拉下浴巾及被头 擦洗胸腹部:一只手略掀起浴巾;另一只手依次由近侧到远侧、由上至下擦洗胸部及腹部;协助病人翻身侧卧,背向护理员,立好床挡,浴巾铺于背侧下 擦洗后颈部、背部及臀部:由近侧至远侧、由上至下擦洗后颈部→背部→臀部 协助病人脱去裤子:见第七章第四节"更换衣服" 擦洗下肢:浴巾一半铺于一侧腿下,另一半覆盖在腿上;由近心端至远心端(由上至下)下依次擦洗髋部、大腿、小腿;同样方法擦洗另一侧 擦洗足部:见第七章第三节"足部清洗法" 擦洗会阴部:见第七章第三节"会阴部清洗法" 协助病人穿上清洁裤子:见第七章第四节"更换衣服" 每擦洗一个部位,用浴巾蘸干 如用浴液或香皂擦洗,顺序是"一湿二皂三净四干" 必要时及时更换温水,更换温水后需再次试温 协助病人涂抹护肤品(图7-3-7)
整理	撤去浴巾 检查衣物、床单位有无打湿 协助病人取舒适卧位,观察皮肤有无异常 整理床单位 立起床挡,将呼叫器放在病人手边,告知后离开床旁 清洗洗脸毛巾、浴巾、脸盆等 将物品放于指定位置

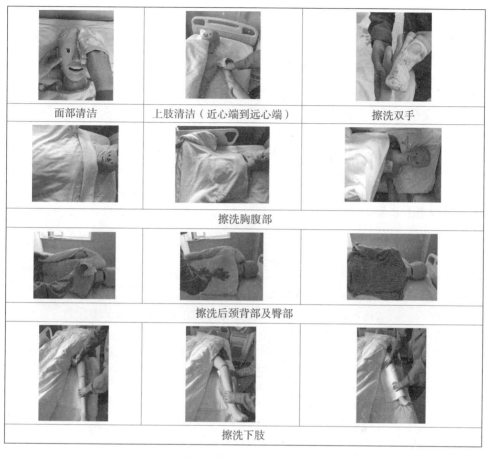

面部清洁	上肢清洁（近心端到远心端）	擦洗双手
擦洗胸腹部		
擦洗后颈背部及臀部		
擦洗下肢		

图 7-3-7 床上擦浴方法

（四）注意事项

（1）床上擦浴前要征得护士的同意，在病人病情允许的情况下进行擦浴。

（2）饭后不宜立即进行擦浴。

（3）操作前一定要检查水温，以免烫伤病人，有末梢感觉障碍的病人，水温不可超过 40℃。

（4）擦浴过程中，动作轻柔，减少病人的翻动，注意保护病人隐私，防止病人受凉。

（5）注意擦净腋窝、指（趾）间、乳房下、脐部、腹股沟等皮肤皱褶处。

（6）擦浴过程中必要时及时更换温水，添加热水及更换温水后需再次试温。

（7）脸盆放置稳妥，避免倾倒打湿衣物和床单位，如弄湿需及时更换。

（8）毛巾不必过湿，以免打湿衣物等。

（9）要分清足毛巾与会阴清洁巾、足盆与会阴清洁盆，需单独使用。

（10）注意观察病人皮肤有无异常，发现有问题及时报告护士。

（11）擦浴过程中，若病人出现寒战、面色苍白或不适主诉等，应立即停止并及时报告医护人员。

（12）护理员注意节力原则。

五、协助病人剃须

（一）剃须的目的

（1）保持病人颜面部清洁卫生。

（2）促进病人血液循环，增强其皮肤代谢的功能。

（3）使病人舒适，增加其美感和自信心。

（二）操作前准备

（1）护理员准备：着装整齐、洗净双手。

（2）用物准备：电动剃须刀、毛巾、纸巾、护理垫等。

（3）环境准备：病室内关闭门窗，拉上隔帘，室温调至 24+2℃。

（三）操作步骤

操作步骤及说明见表7-3-6。

表7-3-6　协助病人剃须

操作步骤	操作说明
解释	护理员向病人说明剃须目的和方法，以取得配合
摆放用物	将电动剃须刀、毛巾、纸巾等用物放置于床旁桌上或方便取得之处
安置体位	协助病人舒适卧位 将干毛巾围于病人下颌 将护理垫铺在病人胸前或被子上
剃须	护理员一只手绷紧病人皮肤 护理员另一手用电动剃须刀顺着毛发生长的方向清理胡须（图7-3-15） 用微湿毛巾擦洗病人面部
整理	撤去护理垫 检查剃须处皮肤有无异常 协助病人取舒适卧位 将电动剃须刀内的毛发清理至纸巾内，放入生活垃圾袋中 立起床挡，将呼叫器放在病人手边，告知后离开床旁 清洗毛巾等 将物品放于指定位置

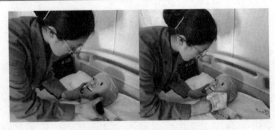

图7-3-15　协助病人剃须

（四）注意事项

（1）电动剃须刀使用前检查是否性能良好。

（2）剃须过程中动作轻柔，避免刮伤病人皮肤。

六、修剪指（趾）甲

（一）目的

（1）保持病人指甲平整，防止病人抓伤皮肤。

（2）预防指（趾）甲疾病，如甲沟炎等。

（3）减少院内感染发生。

（二）操作前准备

（1）护理员准备：着装整齐、洗净双手。

（2）用物准备：指甲刀、指甲锉、干纸巾、湿纸巾、护理垫等。

（3）环境准备：病室内关闭门窗，拉上隔帘。

（三）操作步骤

操作步骤及说明见表7-3-7。

表7-3-7 协助病人剪指（趾）甲

操作步骤	操作说明
解释	护理员向病人说明剪指（趾）甲目的和方法，以取得配合
摆放用物	将指甲刀、指甲锉、纸巾等用物放置于床旁桌上或方便取得之处
安置体位	协助病人舒适卧位 将护理垫铺在病人的手或足下 将纸巾展开放在护理垫上
剪指（趾）甲	护理员轻握一只指（趾）关节，用指甲刀由末端缓慢剪指（趾）甲 修剪平整并用指甲锉锉平（图7-3-16） 依次修剪其余指（趾）甲 将修剪掉的指（趾）甲屑放到干纸巾内，包裹好 用湿纸巾擦拭或清洗指（趾）甲末端
整理	撤去护理垫 检查指（趾）甲有无异常 协助病人取舒适卧位 将甲屑包放入生活垃圾袋中 立起床挡，将呼叫器放在病人手边，告知后离开床旁 公用指甲刀、指甲锉消毒处理 将物品放于指定位置

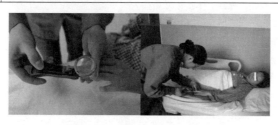

图7-3-16 协助病人剪指（趾）甲

（四）注意事项

（1）剪指（趾）甲前，对公用指甲刀、指甲锉进行消毒处理，防止交叉感染。

（2）指（趾）甲不可修剪得过深或太短，以防损伤组织。

（3）同时修剪指甲和趾甲时，应先剪手指甲，后剪脚趾甲。

（4）有倒刺应剪去，不能用手撕，以免损伤组织引起甲沟炎。

（5）若病人指甲较硬，先用温水浸泡 5～10 分钟，或在病人擦浴后修剪。

（6）剪指（趾）甲时不可靠近面部，防止指甲碎屑进入眼中。

（7）对于易引起感染的糖尿病病人，要小心修剪，不可损伤皮肤，以免引起感染。

（8）有真菌感染的指（趾）甲，护理员不可修剪，应请专业人员修剪。

（9）剪指（趾）甲后，护理员须彻底洗手。

七、操作考核评分标准

协助病人洗头操作考核评分标准见表 7-3-8。

表 7-3-8　协助病人床上擦浴考核评分标准

姓名：　　　　得分：　　　考核教师：　　　　考核日期：

项目	总分	要求		分值	得分
素质要求	8	着装整洁		2	
		洗净双手		2	
		头发整齐		2	
		佩戴胸卡		2	
协助病人床上擦浴	72	准备用物，检查水温，水温合适		6	
		物品放置合理		5	
		病人体位舒适、安全		6	
		擦洗方法正确	擦洗面部	3	
			擦洗上肢	3	
			擦洗双手	3	
			擦洗胸腹部	3	
			擦洗后颈部、背部、臀部	3	
			擦洗下肢	3	
			擦洗足部	3	
			擦洗会阴部	3	
协助病人床上擦浴	72	擦洗部位无遗漏		8	
		擦洗后皮肤清洁		5	
		注意病人保暖，不过度暴露病人		5	
		操作后病人卧位舒适、安全		5	
		床单位整洁，无潮湿		3	
		物品处理正确		5	
综合评价	20	操作熟练，注意节力		5	
		关爱病人，做好安全措施		5	
		与病人交流时语言恰当，态度和蔼		5	
		病人无不适感觉		5	
总分	100			100	

注：考核时学员需完成皮肤清洁中的"协助病人床上擦浴"的全部操作。

第四节 协助卧床病人更换衣服

卧床病人或生活不能自理的病人更换衣服十分困难，有肢体活动受限的病人在更换衣服时容易损伤患侧肢体，因此护理员在日常生活照料中，正确协助卧床病人更换衣服就十分重要。

一、协助卧床病人更换衣服

（一）目的

（1）保持病人衣服清洁、干燥、无异味。

（2）预防感染，防止压疮等。

（3）使病人心情舒畅，增加自信心。

（二）操作前准备

（1）护理员准备：着装整齐、洗净双手。

（2）用物准备：清洁衣裤。

（3）环境准备：病室内关闭门窗，拉上隔帘，室温调至 24±2℃。

（三）操作步骤

操作步骤及说明见表 7-4-1。

表 7-4-1 协助卧床病人更换衣服

操作步骤	操作说明
解释	护理员向病人说明更换衣服目的和方法，以取得配合
摆放用物	护理员选择合适病人大小的干净衣服 检查衣服，清洁干燥无破损、纽扣或带子齐全 将清洁衣物置于床头或方便取得之处
安置体位	护理员将自己的手搓热，以免病人不适 协助病人仰卧位
更换衣服	①更换上衣： 解开病人上衣纽扣 脱去近侧脏衣袖，其余部分平整掖于病人身体下 穿上近侧干净衣袖，其余部分平整掖于病人身体下 协助病人取侧卧位，背向护理员 将脏衣顺势掖于对侧，干净衣顺势穿上 协助病人取仰卧位 脱去对侧脏衣袖，脏衣包裹紧，暂置于床旁椅上 穿上对侧干净衣袖 整理衣领、对襟、袖口等 扣好纽扣或系好带子（图7-4-1） ②更换裤子： 松开病人裤带

（续表）

操作步骤	操作说明
更换衣服	护理员一只手托起病人腰骶部，另一只手将裤腰向下褪至臀部以下或协助病人左右交替侧卧，将裤子脱至臀下 脱去近侧脏裤腿，其余部分平整放于病人对侧腿处 穿上近侧干净裤腿，其余部分平整放于病人对侧腿处 脱去对侧脏裤腿，将脏裤子包裹紧，暂置于床旁椅上 穿上对侧干净裤腿，向上提至臀部 护理员嘱病人轻抬起腰部，双手将裤子提至腰部或协助病人左右交替侧卧，将裤子提至腰部 整理裤腰、裤腿等 协助病人仰卧位，扣好纽扣或系好带子（图7-4-2） ※ 如肢体有外伤或活动障碍时，先脱健侧，后脱患侧；先穿患侧，后穿健侧
整理	检查脏衣裤内有无病人的物品 协助病人取舒适卧位 立起床挡，将呼叫器放在病人手边，告知后离开床旁 将脏衣裤放于指定位置

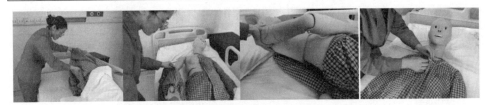

图 7-4-1 协助更换上衣

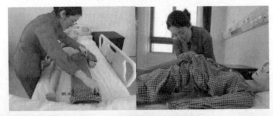

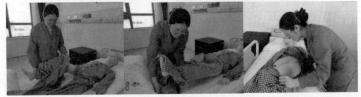

图 7-4-2 协助更换裤子

（四）注意事项

（1）更换衣服前先检查，衣服应清洁、干燥、无破损、无异味，纽扣或带子齐全。

（2）更换衣服时动作应轻柔，以免损伤病人皮肤。

（3）更换衣服时注意保护病人隐私。

（4）更换衣服时要注意观察病人皮肤有无压力性损伤，若有应及时报告护士。

（5）更换衣服时，若病人出现面色苍白、大汗淋漓或有不适主诉，应立即停止并通知医护人员。

（6）更换衣服前要固定和妥善放置各种导管和连线，更换衣服后要立即检查各种导管和连线，如有扭曲、脱落应报告医务人员马上处理。

（7）协助肢体有外伤或活动障碍的病人更换衣服时，先脱健侧，后脱患侧；先穿患侧，后穿健侧。

二、操作考核评分标准

协助卧床病人更换衣服操作考核评分标准见表7-4-2。

表7-4-2 协助卧床病人更换衣服考核评分标准

姓名： 　　　　得分： 　　　　考核教师： 　　　　考核日期：

项目	总分	要　求	分值	得分
素质要求	8	着装整洁	2	
		洗净双手	2	
		头发整齐	2	
		佩戴胸卡	2	
协助卧床病人更换衣服	72	关闭门窗、拉上隔帘、调节室温	6	
		脱上衣方法正确	12	
		穿上衣方法正确	12	
		脱裤子方法正确	8	
		穿裤子方法正确	8	
		病人衣服平整	8	
		操作中保护病人隐私、不暴露病人	8	
		病人卧位舒适	5	
		用物处理正确	5	
综合评价	20	操作熟练，注意节力	5	
		关爱病人，做好安全措施	5	
		与病人交流时语言恰当，态度和蔼	5	
		病人无不适感觉	5	
总分	100		100	

第五节　床单位清洁

床单位是医疗机构提供给病人的家居设备，是病人住院期间休息、睡眠、饮食、排泄、活动和治疗最基本的生活单位。因此，护理员协助保持病人的床单位清洁是基本要求。

一、铺床

常用的床有：备用床、暂空床、麻醉床，部分病人由于护理的需要有时还会使用气垫床。

（一）铺备用床

1. 目的

（1）保持病房清洁、舒适、美观。

（2）为新入院病人做准备。

（3）促进病人舒适，预防交叉感染。

2. 操作前准备

（1）护理员准备：着装整齐、洗净双手；仪态举止大方得体。

（2）用物准备：清洁被服（大单或床罩、被套、枕套）。

（3）环境准备：病房清洁，无病人进餐和治疗。

3. 操作步骤

操作步骤及说明见表7-5-1。

表7-5-1　铺备用床

操作步骤	操作说明
备齐用物	准备大单或大单罩、被套、枕套 将棉胎竖叠三折，再按"S"形横叠三折 将枕芯、枕套、棉胎、被套、大单或大单罩顺序放于床旁椅上
铺备用床	移开床头桌、床旁椅 将病床放平 ①铺大单或大单罩： 取大单或大单罩放在床褥上，正面向上，中线与床中线对齐 先铺近侧床头，再铺近侧床尾 大单：大单塞入于床垫下，角折成45度或90度；同法铺对侧大单 大单罩：沿床边拉紧；同法铺对侧大单（图7-5-1） ②套被套： 将被套正面向外铺于床上，开口向床尾，使被套中线和床中线对齐 将开口端的被套上层倒转向上约1/3，将折好的棉胎放入被套开口处，拉棉胎 　　上边至被套封口处 将棉胎两边打开展平与被套平齐 对齐两上角，至床尾逐层拉平被子 两侧边缘向内折叠与床沿平齐 被子上缘距床头10cm 被尾齐床尾向内反折至整齐（图7-5-2） ③套枕套： 在床尾，拿住枕芯，套上枕套 使四角充实，系带 枕套开口背门 平放于床头（图7-5-3）
整理	将床头桌、床旁椅移回原处

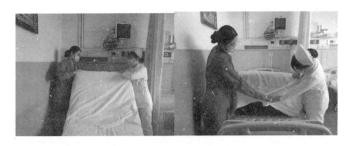

图 7-5-1　铺大单或大单罩

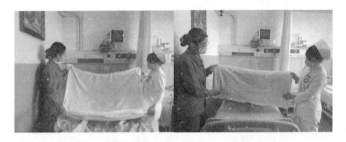

图 7-5-2　套被套

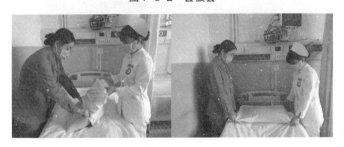

图 7-5-3　套枕套

4.注意事项

（1）铺床前检查大单或大单套、被套、枕套、被子、床褥、枕芯等有无污渍，如有，要给予更换。

（2）动作轻稳，避免抖动、拍打，以免微生物传播。

（3）注意省时节力原则。

（4）大单或大单套、被套、枕套，应做到平、整、紧、实、美。床铺应符合实用、耐用、舒适、安全、美观的原则。

（5）病人进餐或治疗时暂停铺床。

（二）铺暂空床

1.目的

（1）为暂时离床的病人使用。

（2）保持病房清洁、舒适、美观。

2.操作前准备

（1）护理员准备：着装整齐、洗净双手；仪态举止大方得体。

（2）用物准备：清洁被服（大单或床罩、被套、枕套），必要时准备一次性护理垫。

（3）环境准备：病房清洁，无病人进餐，无医护人员操作。

3. 操作步骤

操作步骤及说明见表7-5-2。

表7-5-2　铺暂空床

操作步骤	操作说明
准备	按要求铺备用床
铺暂空床	将枕头放在床旁椅上 将被头端向内折1/4 再扇形三折于床尾，并使各层平齐（图7-5-4） 根据病人需求铺一次性护理垫
整理	移回枕头

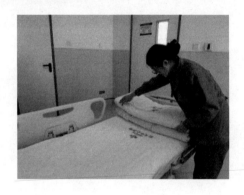

图7-5-4　铺暂空床

4. 注意事项

同铺暂用床法。

（三）铺麻醉床

在护士指导下完成铺麻醉床。

1. 目的

（1）为接受和护理麻醉手术后病人。

（2）使病人安全、舒适，预防并发症。

（3）保持被褥不被血液、呕吐物、排泄物等污染。

2. 操作前准备

（1）护理员准备：着装整齐、洗净双手；仪态举止大方得体。

（2）用物准备：清洁被服（大单或床罩、被套、枕套），一次性护理垫2块。

（3）环境准备：病房清洁，无病人进餐，无医护人员操作。

3. 操作步骤

操作步骤及说明见表7-5-3。

表 7-5-3　铺麻醉床

操作步骤	操作说明
准备	更换床单位 按要求铺备用床
铺暂空床	将枕头立于床头 将被子折成被筒状 由近侧向远侧纵向折叠成三折 在床正中铺一次性护理垫 在被头处铺另一次性护理垫（图7-5-5）

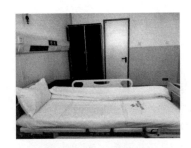

图 7-5-5　铺麻醉床

4. 注意事项

（1）同铺暂用床法。

（2）更换清洁被单，预防术后病人感染。

（四）电动气垫床

在护士指导下完成铺电动气垫床。

1. 目的

（1）供皮肤有压力性损伤潜在危险的病人使用，以缓解局部长期受压。

（2）供已经出现皮肤压力性损伤的病人使用，以缓解局部进一步受压及其他并发症。

2. 操作前准备

（1）护理员准备：着装整齐、洗净双手。

（2）用物准备：清洁被服（大单或床罩、被套、枕套）、电动气垫床，必要时准备一次性护理垫。

（3）环境准备：病房清洁，无病人进餐，无医护人员操作。

3. 操作步骤

操作步骤及说明见表 7-5-4。

表 7-5-4　铺电动气垫床

操作步骤	操作说明
准备	按要求铺备用床 检查电动气垫床是否可以工作

（续表）

操作步骤	操作说明
铺电动气垫床	将被子、枕头放在床旁椅上 将大单卷起 将电动气垫床头尾分别置于床头床尾 将两端折于床垫下 铺大单 根据病人需求铺一次性护理垫 连接电源 在护士指导下调节档位（图7-5-6）
整理	移回被子、枕头

4.注意事项

（1）同铺床法。

（2）使用电动气垫床不可代替翻身。

（3）每一小时检查一次电动气垫床工作情况（充盈度及交换充气情况）。

（4）如遇故障立即报告护士。

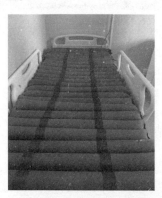

图 7-5-6　铺电动气垫床

二、整理床单位

（一）目的

（1）保持病房清洁、舒适、美观。

（2）保持病人床单位平整、整洁、无渣屑，预防压疮。

（二）操作前准备

（1）护理员准备：着装整齐、洗净双手。

（2）用物准备：扫床车、床刷、清洁扫床巾（微湿）或者一次性扫床巾。

（3）环境准备：关好门窗、拉上隔帘，室温调至24+2℃；无病人进餐，无医护人员操作。

（三）操作步骤

操作步骤及说明见表7-5-5。

表 7-5-5 整理床单位

操作步骤	操作说明
解释	护理员向病人说明整理床单位的目的和方法，以取得配合
摆放用物	将用物放置扫床车上，推至病房门口 将扫床巾套在床刷上，备用
安置体位	护理员将床头、床尾放平
整理床单位	①对于能离床病人，先协助病人离床： 从上至下清扫枕头上、枕头下 被褥上的渣屑，每扫一刷要重叠上一刷，避免遗漏 拉平大单 整理被子，被子头端无虚边、虚角，三折置于床尾 整理枕头，使枕头两角充实平整，开口背门 整理床头桌上物品，将物品分类放置抽屉中 整理床下物品，将物品放在床架上（图7-5-7） ②协助护士为卧床病人整理床单位： 护理员与护士分别站在病床两侧 协助护士将病人移向一侧，翻身侧卧 从床头至床尾松开依次各层被单 护理员到先清扫一侧，再清扫另一侧，方法同上 先清扫一次性护理垫，必要时更换 将一次性护理垫搭在病人身上 再清扫大单，依次将大单、一次性护理垫拉平铺好 协助病人平卧，移向另一侧，翻身侧卧 从床尾至床头松开各层被单，同法清扫，并铺好（图7-5-8）
整理	取下床刷 放置扫床车上规定位置 取下扫床巾 按医院要求一次性处理或用消毒液浸泡后清洗、晾干备用 视情况，开窗通风

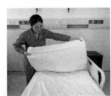
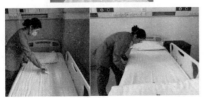
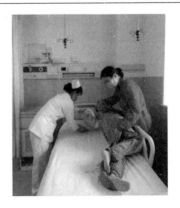

图 7-5-7　整理床单位（病人能离床）　　　图 7-5-8　协助护士为卧床病人整理床单位

（四）注意事项

（1）操作前妥善处理病人身上的管路和连接线，避免扭曲、脱落。

（2）随时使用床挡，防止病人翻身时坠床。

（3）操作时密切观察病人反应，如出现异常状况，应立即停止操作。

（4）不要过多暴露病人身体，注意保暖。

（5）动作轻稳，扫床巾不可过湿（可使用一次性扫床巾），要求"一人一床一巾"。

（6）床单位有污渍要及时更换。

（7）床头桌上物品摆放不超过3件（医院和科室要求为：水杯、药杯、纸巾或暖瓶）。

（8）床下无多余物品，仅限病人的一至两双鞋。

三、协助护士为卧床病人更换床单位

（一）目的

（1）保持病房清洁、舒适、美观。

（2）保持病人床单位平整、整洁、无渣屑，预防压疮。

（3）使病人床单位清洁、无污渍、无异味，增加舒适感。

（二）操作前准备

（1）护理员准备：着装整齐、洗净双手。

（2）用物准备：清洁的大单、被套、枕套、一次性护理垫，扫床车。

（3）环境准备：关好门窗、拉上隔帘，室温调至24+2℃；无病人进餐，无医护人员操作。

（三）操作步骤

操作步骤及说明见表7–5–6。

表7–5–6 协助护士为卧床病人更换床单位

操作步骤	操作说明
解释	护理员向病人说明更换床单位的目的和方法，以取得配合
摆放用物	清洁的大单、被套、枕套、一次性护理垫触手可及处 扫床车推至病房门口
安置体位	护理员将床头、床尾放平
协助护士为卧床病人更换床单位	护理员与护士分别站在病床两侧 ①更换大单及一次性护理垫： 协助护士将病人移向一侧，翻身侧卧 从床头至床尾松开依次各层被单 将一次性护理垫污染面向内卷入病人身下 再将大单污染面向内卷入病人身下 将清洁大单的正面向上中线和床的中线对齐，近侧大单展开，对侧大单向内卷塞入病人身下，近侧的半幅大单自床头、床尾、中间按顺序铺好 将清洁的一次性护理垫铺在将大单上，对侧半幅内卷塞入病人身下，近侧半幅连

（续表）

操作步骤	操作说明
协助护士为卧床病人更换床单位	同大单一起塞入床垫下铺好
	协助病人平卧，转至对侧
	从床尾至床头松开各层被单
	同法移开枕头和棉被，协助病人侧卧在铺好的一侧
	将污染的一次性护理垫卷起，取下，放入垃圾袋内
	将污染大单从床头卷至床尾起卷起，取下，放入扫床车污物袋内
	依次铺好将清洁大单、一次性护理垫
	协助病人仰卧在床中间
	②更换被套：
	解开尾端带子
	在被芯上铺上清洁被套，正面朝外，开口朝床尾，将棉胎在污被套内竖褶三折，　手持棉被前端呈"S"形折叠拉出，然后套入清洁被套内展平
	自床头至床尾卷出污染被套放入扫床车污物袋内
	整理被子，叠成被筒，为病人盖好，被尾向下反折齐床尾
	③更换枕套：
	一手托起头颈部，另一手取出枕头
	取下污染枕套，放入扫床车污物袋内
	更换枕套，开口背门（图7-5-9）
整理	协助病人取舒适卧位
	视情况，开窗通风

（四）注意事项

（1）～（4）同更换床单位。

（5）病人的大单、被套、枕套应每周更换 1～2 次，如被血液、体液及分泌物污染时，应及时更换。

（6）特殊感染被服按规定处理。

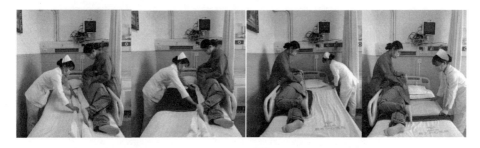

图 7-5-9　协助护士为卧床病人更换床单位

三、操作考核评分标准

（1）铺备用床操作考核评分标准见表 7-5-7。

表 7-5-7 铺备用床考核评分标准

姓名： 得分： 考核教师： 考核日期：

项目	总分	要求	分值	得分
素质要求	8	着装整洁	2	
		洗净双手	2	
		头发整齐	2	
		佩戴胸卡	2	
铺床	72	物品按顺序放置合理	4	
		根据需要移开床旁桌椅	3	
		大单放置正确	4	
		大单中线正、床头床尾包紧	6	
		大单外观平、整、紧、美观	6	
		被套套法正确	6	
		被套内外无皱折	6	
		被头端无虚边	6	
		被筒对称、中线正	6	
		被筒两侧齐床沿	6	
		被子外观平整、美观	6	
		枕头两角充实、中线正，美观	6	
铺床	72	枕头开口背门放置	4	
		床旁桌椅归位	3	
综合评价	20	操作熟练、节力	10	
		无掀、抖动作	5	
		床单无落地	5	
总分	100		100	

（2）整理床单位操作考核评分标准见表 7-5-8。

表 7-5-8 整理床单位考核评分标准

姓名： 得分： 考核教师： 考核日期：

项目	总分	要求	分值	得分
素质要求	8	着装整洁	2	
		洗净双手	2	
		头发整齐	2	
		佩戴胸卡	2	
整理床单位	72	告知病人	5	
		扫床方法正确，一人一床一巾	15	
		床单位整洁、无碎屑	12	

（续表）

项目	总分	要求	分值	得分
整理床单位	72	床单平整	10	
		被子整齐美观，内、外无皱折	10	
		枕头平整、位置正确	5	
		床头桌物品摆放恰当	5	
		床下物品摆放恰当	5	
		用物处理正确	5	
综合评价	20	操作熟练，注意节力	5	
		关爱病人，取安全措施	5	
		与病人交流时语言恰当，态度和蔼	5	
		病人无不适感觉	5	
总分	100		100	

第六节 晨间、午间、晚间照料

一、晨间照料内容

病人经过一整夜的睡眠，往往需要做必要的清洁，以保持身心舒适，为医疗和护理做准备。晨间照料内容包括：

（1）观察病人健康状况，如有异常立即报告医务人员。

（2）协助护士为病人留取血、尿、便等标本。

（3）协助病人少量饮水。

（4）协助病人如厕。

（5）协助病人进行口腔清洁、洗脸、洗手、梳头等。

（6）协助护士为卧床病人翻身。

（7）记录病人睡眠情况。

（8）整理床单位，必要时更换床单、被罩、枕套及病人衣裤。

（9）拉开隔帘，酌情开窗通风。

（10）调节室内温度。

（11）做早餐前准备，协助进餐。

（12）做治疗护理前准备。

二、午间照料内容

由于病人治疗和护理的需要，中午时段通常不间断，因此，护理员需将午间照料内容安排得当，以免耽误。午间照料内容包括：

（1）做午餐前准备，协助病人进餐。

（2）餐后协助病人活动。

（3）做午睡前准备，拉上隔帘。

（4）午睡后给病人加餐。

（5）治疗和护理期间持续观察及照料病人。

（6）协助护士为卧床病人翻身。

三、晚间护理内容

护理员给予病人晚间照料，为病人提供良好的睡眠环境，保持室内安静、清洁，促进病人入睡。

（1）做晚餐前准备，协助病人进餐。

（2）餐后协助病人活动。

（3）协助病人口腔清洁、洗脸、洗手、梳头、洗脚，为女病人清洁会阴部。

（4）协助病人如厕。

（5）协助护士为卧床病人翻身。

（6）调节室内温度。

（7）创造良好的睡眠环境，酌情开关门窗，保持病室安静，消除噪声，调节室内光线（关大灯，开地灯），保持病室光线暗淡。

（8）观察病人睡眠情况，发现异常及时报告医务人员。

第八章　排泄照护

教学目标	教学建议
1.掌握：协助病人床上、床边、入厕排泄的方法。一次性中单、隔尿垫、尿袋的使用方法 2.熟悉：不同的排泄工具观察要点。协助病人排泄的注意事项 3.了解：床上排泄病人心理照护方法	用实例讲解教学内容，加深护理员对学习内容的理解，使之学会如何正确协助病人入厕

第一节　床上、床边、入厕排泄照护

一、床上排泄的照护

（一）协助病人床上排泄准备工作

（1）环境准备：以屏风或轨道拉帘遮挡，创造独立、隐蔽、安静、无异味的空间。

（2）用物准备：便盆、便盆巾、卫生纸、软纸或布，天冷时备热水。

（3）护理员准备：穿着整洁、戴口罩，洗净双手。

（二）协助病人床上排泄方法

（1）用屏风/轨道拉帘遮挡病人，协助病人脱裤至膝关节以下，使病人仰卧、屈膝。如果病情许可将床头抬高 30°～50°，扶助病人取半坐卧位后在床上进行卧位排便。

（2）单人法：一手托起病人腰臀部，与病人一起用力抬高臀部，另一手将便盆放于臀下，将便盆宽边的一头向着病人的头部（图 8-1-1）。

（3）双人法：两人分别站在床的两侧，帮助抬起病人的臀部，放置便盆（图 8-1-2）。

（4）注意：对于不能自主抬高臀部的病人先协助病人侧卧，放置便盆后，一手扶住便盆，另一手帮助病人恢复平卧位。

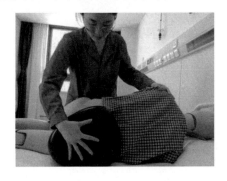

图 8-1-1　单人放置便盆

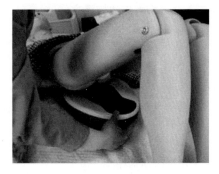

图 8-1-2　双人放置便盆

（5）检查病人是否刚好坐在便盆中央，避免弄湿床面，同时确认病人感觉舒适。

（6）尊重病人的意愿，可守候在病人床旁，也可把手纸及呼叫器放于病人手边，拉起床挡，暂离到屏风或者轨道拉帘外侧，等候呼唤。

（7）排便完毕：帮助病人擦净肛门（由前至后），嘱病人双腿用力将臀部抬起，一手抬高病人腰及骶尾部，另一手取出便盆，盖上便盆巾，及时取走便盆。

（8）协助整理衣物，协助病人洗手，同时自己洗手；协助病人取舒适卧位。

（9）整理床单位，撤去屏风/拉开轨道拉帘，开窗换气。

（10）清洁便盆后，从护士处取得稀释浓度为1000mg/L含有效氯消毒液浸泡1小时。

（三）协助病人床上排泄注意事项

（1）使用便盆前检查便盆是否洁净完好，不可使用破损便盆，以防损伤病人。

（2）为病人放便盆和取走便盆时，必须将病人臀部抬起，不可硬塞或硬拉便盆，必要时在便盆边缘垫软纸或布垫，以免损伤骶尾部皮肤。

（3）协助病人排便，注意保暖，避免长时间暴露病人身体，导致受凉。

（4）观察病人的反应，若出现面色苍白等异常情况，应立即报告医师和护士。注意观察粪便的性状有无异常，如发现异常要及时报告医师和护士。

（5）便盆及时倾倒并清洗消毒，避免污渍附着。

（6）使用尿垫的病人应定时查看尿垫浸湿情况，根据尿垫吸收锁水的能力进行更换，防止发生失禁性皮炎及压疮。

（7）更换一次性尿垫（尿布）时，使用温热毛巾擦拭或清洗会阴部，以减轻异味，保持局部清洁干燥，动作要轻稳，避免病人受凉。

（8）根据病人胖瘦情况选择适宜尺寸的纸尿裤。更换纸尿裤时，将纸尿裤大腿内、外侧边缘展平，防止侧漏。

（9）为女性病人使用尿壶时，应注意确定贴紧会阴部，以免漏尿打湿床单。

二、床边排泄的照护

（一）协助病人床边排泄准备工作

（1）环境准备：以屏风或轨道拉帘遮挡，创造独立、隐蔽、安静、无异味的空间。

（2）用物准备：移动坐便器、卫生纸、软纸或布。

（3）护理员准备：穿着整洁、戴口罩，洗净双手。

（二）协助病人床边排泄方法

（1）用屏风或轨道拉帘遮挡病人，协助病人下床，移至坐便器前，使病人背向坐便器。

（2）护理员面向病人，协助病人褪去裤子至膝盖部位，双手扶住病人两侧腋下，协助病人缓慢坐于坐便器上。

（3）嘱病人重心向后，倚靠于坐便器靠背上，双手扶住便器把手，双脚着地。

（4）守候在病人旁，必要时予以协助，防止病人跌倒。

（5）排便完毕：帮助病人擦净肛门（由前至后），扶病人缓慢站起，整理衣裤，协助病人上床取舒适体位。

（6）盖上坐便盖，及时取走坐便器。

（7）协助病人洗手，同时自己洗手。

（8）整理床单位，撤去屏风或拉开轨道拉帘，开窗换气。

（9）倾倒坐便器，冲洗干净并浸泡于1000mg/L含有效氯消毒液消毒1小时。

（三）协助病人床边排泄注意事项

（1）使用床旁坐便器前应检查坐便器是否完整、稳固。

（2）保证病人坐于坐便器中央，不发生倾斜、摔倒等情况。

（3）保证室温温暖，避免病人着凉。

（4）注意观察病人的反应，若出现面色苍白等异常情况，应立即报告医师和护士。注意观察粪便的性状有无异常，如发现异常要及时报告医师和护士。

三、入厕排泄的照护

（1）入厕前：检查病人是否有监护仪导联线、输液器/泵管、鼻饲泵管、引流管及引流袋，如有则请护士协助去除导联线、整理输液装置及其他管路，不能停止治疗的可使用移动输液架进行协助转移，使用过程中护理员注意防止输液架歪斜、倾倒（图8-1-3）。对于管路治疗比较多的病人，建议使用床边坐便器。

（2）入厕中：①坐便马桶：协助病人坐在马桶正上方（防止坐偏，病人向一侧倾倒），调整舒适坐位（图8-1-4）。②蹲坑公厕：协助病人蹲下，不得离开，避免病人腿脚麻木导致倾倒。病人如厕过程中，护理员要在厕所陪同，以免发生意外。

（3）入厕后：协助病人站起，整理好衣裤，协助病人洗手，开卫生间门离开（康复楼卫生门和马桶之间距离小，开门时提醒病人脚回收或者站在水池侧，防止开门时挤压病人脚趾），此过程中要防止病人因体位变化而发生跌倒。

（4）其他：检查马桶垫、马桶底座是否松动或者有裂痕，及时报修；熟悉卫生间扶手的使用方法，协助病人正确使用(图8-1-5)；熟悉卫生间报警按钮，病人发生意外时，按下报警键报知医护人员。

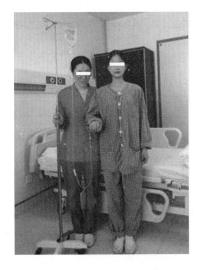

图 8-1-3　协助病人整理导联线

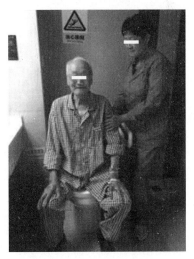

图 8-1-4　扶助病人如厕

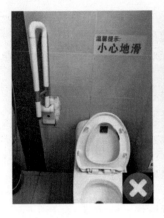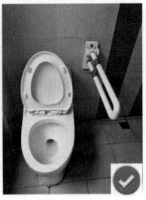

图 8-1-5　患者入厕，放下扶手

第二节　排尿、排便观察及照护

一、排尿、排便活动的观察

（1）排尿频率：正常成人白天排尿 4～6 次，夜间 0～2 次。

（2）尿液性状：正常新鲜的尿液为无色澄清或淡黄色，无沉渣，无絮状物。

（3）正常尿量：正常成人尿量每天 1000～2000mL，单次排尿量为 200～400mL。

（4）排便频次：正常成人每天排便 1～2 次，或者 1～2 天排便 1 次。

（5）排便性状：正常成人粪便为成型软便，粪便颜色呈黄褐色或棕黄色。因摄入食物或药物的不同，粪便颜色也会发生变化。比如：食用大量的绿叶蔬菜，粪便可呈暗绿色；摄入动物血或铁制剂，粪便可呈无光样黑色。如粪便颜色改变与上述情况无关，提示可能存在消化系统的病例改变。

二、排尿异常表现及照护

（一）排尿异常

（1）尿频伴尿急和尿痛：主要由于膀胱及尿道感染和机械性刺激（如留置导尿管）引起。泌尿道感染、男性前列腺增生、女性的膀胱脱垂等都可导致排尿次数增多。

（2）排尿困难及尿潴留：病人通常自述下腹胀痛，排尿困难。常见原因包括前列腺肥大压迫尿道、疾病抑制排尿中枢、其他各种原因引起的不能用力排尿或不习惯卧床排尿等。

（3）尿失禁与遗尿：是指排尿失去意识控制或不受意识控制，尿液不自主地流出。

（二）排尿异常照护

（1）尿频伴尿急和尿痛：协助病人保持会阴部清洁，减少泌尿系感染；观察病人排尿时间及规律，定时提醒病人排尿；留置尿管的病人主诉仍有尿痛等，上报医护人员给予相应地处理；做好病人心理疏导及安抚，减少病人心理压力。

（2）尿潴留的照护：观察病人排尿间隔及排尿量，关注病人主诉，及时发现尿潴留；病人发生尿潴留时，用热毛巾或热水袋热敷病人下腹部、给病人听流水声或用温水冲洗病人会阴诱导排尿；若各种措施均无效，应及时上报医护人员，配合医护人员进行导尿。

（3）尿失禁和遗尿

①保持皮肤清洁：清洗病人会阴部皮肤，勤换衣裤、尿垫、床单等。

②选择接尿用具：协助病人定时入厕，行动不便者可采取床边或床上排尿。女接尿器可放在床边随手可取的位置，以便第一时间满足病人需求。男性病人可用阴茎套连接集尿袋接取尿液，长期尿失禁的病人，必要时可使用尿不湿或者留置导尿管；女性病人可用女式尿壶紧贴外阴部，接取尿液，对于可以活动自理的女性病人，可建议使用卫生巾应对尿失禁。

③保护床单位：在床单位中间铺一层大号中单，上面再垫一层中号中单，少量失禁或遗尿，仅需要更换上层中号中单，可有效避免排泄物经常污染床单位（图8-2-1）。对长期卧床的老人，可选择型号吸水性合适的尿不湿，每2小时应解开一次，观察病人肛周及会阴情况，如有排泄物，及时更换。

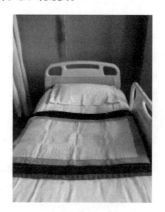

图8-2-1　两层中单保护床单位

④膀胱功能训练：根据病人的身体情况进行定时使用便器，建立规则的排尿习惯，促进排尿功能的恢复。

⑤护理员协助病人做好排尿清洁，给予安慰和鼓励，禁止嘲笑病人。

三、排便异常表现及照护

（一）排便障碍表现

（1）便秘：指正常的排便形态改变，排便次数减少，排出的粪便过干过硬，且排便困难。

（2）腹泻：指正常的排便形态改变，频繁排出松散稀薄的粪便甚至水样便。表现为腹痛、肠痉挛、疲乏、恶心、呕吐、肠鸣、有急于排便的需要和难以控制的感觉。粪便松散或呈液体样。

（3）便失禁：指肛门括约肌不受意识控制而不自主地排便，粪便形态可为软便、糊状便、水样便等。

（二）排便异常照护

1. 便秘

（1）了解病人排便习惯，入院前是否便秘，心脑血管疾病的病人，不建议用力大便，避免诱发心绞痛、脑出血等，护理员要及时上报医护人员，请求给予相应地指导或者治疗。

（2）询问病人是否有痔疮、肛裂出血等，及时上报医护人员。

（3）协助病人入厕或者用屏风遮挡，为病人创造定时排便的条件。

（4）按结肠解剖位置在每天起床前和入睡前进行腹部环行按摩（升结肠→横结肠→降结肠），可刺激肠蠕动，帮助排便。

（5）病情允许的情况下，鼓励病人多进食蔬菜水果，增加粗纤维的摄入。

（6）了解病人大便形态。大便性状分类：第一型，一颗颗硬球（很难通过）；第二型，香肠状，但表面凹凸；第三型，香肠状，但表面有裂痕；第四型，像香肠或蛇一样，且表面很光滑；第五型，断边光滑的柔软块状（容易通过）；第六型，粗边蓬松块，糊状大便第七型，水状，无固体块（完全液体）。第一型和第二型表示有便秘；第三型和第四型是理想的便形，尤其第四型是最容易排便的形状；第五至第七型则代表可能有腹泻。

（7）协助护士给予开塞露等通便治疗（图8-2-2），并观察通便效果。

①使用开塞露前，检查开塞露前端是否圆润光滑，以免损伤肛门周围组织。

②患有痔疮的病人使用开塞露时，操作应轻缓并充分润滑。

③使用后观察病人是否排便及排便的性状，及时将结果告知医护人员。

④对本品过敏者禁用，过敏体质者慎用。

目的

正确使用开塞露，
有效解除便秘。

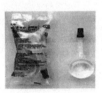

开塞露纳肛是解
除老年人便秘最
常用的手段

正确使用开塞露

拔开盖子

挤2～3滴至
纱布上润滑前端

左侧卧位

暴露肛门

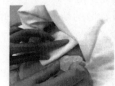
将头端缓慢完全塞入肛
门，挤开塞露使药液完
全进入直肠内，挤后勿
松手，缓慢取出开塞露

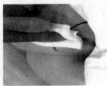
纱布擦净肛门

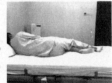
左侧卧位保持
5～10分钟再排便

图8-2-2　开塞露的使用方法

2. 腹泻

（1）准确记录粪便的性质、颜色及次数，及时上报，留取标本送检。

（2）观察肛周及骶尾皮肤变化，有无浸渍、破损，如会阴、肛周等部位出现淹红，应立即报告护士予以处理。增加查看纸尿裤、一次性中单的频率，发现大便时及时清理。

（3）便后用温水洗净肛门周围及臀部皮肤，用无纺布/棉布沾干，禁止使用湿纸巾（含消毒液、酒精等）摩擦，保持皮肤清洁干燥，必要时局部搽软膏，预防失禁性皮炎（图 8-2-3）的发生。

（4）腹泻为水样便时，协助护士给病人使用 OB 卫生棉条，减少粪便对肛周皮肤的刺激。

（5）腹泻期间，增加左右两侧卧位时间，避免平卧体位骶尾受压，导致缺血缺氧、局部侵润，加重局部皮肤损伤，形成失禁性皮炎和压力性损伤。

（6）膳食调养：流质、半流质、软食，急性腹泻禁食。禁吃油炸、油煎食品。

（7）遵照医嘱病人服药补充水、电解质；观察病人血压变化，防止由于腹泻导致脱水的发生。

（8）对污染的被服，护理员应先将大便清理干净，在放入被服回收桶。

（9）失禁性皮炎照护。发生失禁性皮炎及时上报护士，按要求进行照护。

①清洁：使用含有清洁、滋润、保护成分的一次性纸巾，如果没有此类纸巾，使用免冲洗的弱酸性（pH 值为 6.5 或更低）清洗液清洁皮肤，不可使用肥皂；擦洗时动作要轻柔，不要用力去擦洗；仔细检查皮肤皱褶处，不要让尿液或粪液在这些地方残留。

②滋润：皮肤清洁后，使用保湿剂和润肤剂来滋润皮肤，但不要使用高浓度保湿剂的产品（如尿素、甘油等）。润肤剂可以填补角质层细胞间的脂质，使得皮肤表面更加光滑并能填补皮肤屏障间的小裂隙，在防治上，润肤剂比保湿剂更有效。

③保护：使用含有凡士林、氧化锌、二甲硅油或其混合物的产品来降低皮肤暴露在尿液或粪便中的风险。如果病人有频发的大便失禁，可以考虑使用高分子聚合物的皮肤保护膜。

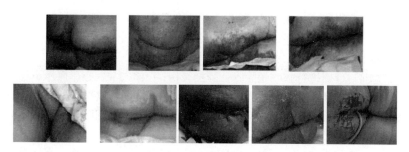

图 8-2-3　失禁性皮炎

3. 大便失禁

（1）准确记录粪便的性质、颜色及次数，及时上报，留取标本送检。

（2）了解病人排便时间、规律，观察排便的表现，如病人因进食刺激肠蠕动而引起排便，则应在饭后及时给予便器；如病人排便无规律，可以使用尿不湿或一次性尿垫。

（3）观察肛周及骶尾皮肤变化，参照腹泻照护内容。

（4）教会病人进行肛门括约肌及盆底部肌肉的收缩锻炼，帮助病人重建排便的控制能力。

第三节　痰液的观察及照护

一、痰液的定义

痰是呼吸道受到刺激分泌的液体，也叫痰液，成分包含黏液、异物、病原微生物、各种炎症细胞、坏死脱落的黏膜上皮细胞等。

二、痰液的排除途径

肺泡—小气道—主气道（图8-3-1）。

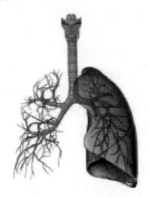

图8-3-1　呼吸道解剖图

三、促进排痰的方法

大部分病人可以自行排痰，对于因为痰液黏稠、疼痛，或者老年体弱、长期卧床无力咳痰的病人，可以采取以下方法帮助病人排出痰液，保持呼吸道通畅，避免痰液淤积，促进康复。

（一）叩背排痰

（1）禁忌证：近期进行肺叶切除术，肺挫裂伤；心律失常、心律血压不稳定、安置起搏器；胸壁疼痛、脊柱疾病、骨质疏松、肋骨骨折及胸部开放性损失；胸部皮肤破溃、感染和皮下气肿；凝血机制异常；肺部血栓、肺出血；心脏、乳腺、肾脏和肝脏等重要器官，以及肿瘤部位。

（2）时间：餐前30分钟或餐后2小时。叩击时间15～20分钟。雾化吸入后给予叩背，更利于痰液排出。

（3）体位：坐位或侧卧位。

（4）正确手势：一般选择用右手（依病人体位而定，站在右侧用左手，反之用右手），拇指紧贴食指的第一个指关节，五指并拢，手掌心呈空心状，四指并拢似握有鸡蛋样。以手腕为支点，借助上臂力量有节奏的叩拍病人胸部，叩拍幅度以10cm左右为宜，叩拍频率为 2～5 次／秒，应自背部由下而上、由外而内叩击，避开脊柱和骨隆突处（图 8-3-2）。进行胸部叩击时听到有空空的叩击声（不是啪啪的拍打声）。以病人能耐受为宜的力量，单手或双手交替叩拍，可直接或隔着衣物（不宜过厚）叩拍，重点叩拍需要引流的部位。

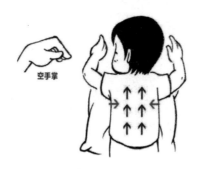

图 8-3-2　叩背手势及顺序

（二）有效咳嗽

（1）方法：病人取坐位或者半坐卧位，双脚着地，身体稍前倾，双手环抱一个枕头，有助于膈肌上升；进行数次深而缓慢的腹式呼吸，先深吸气并屏气，然后缩唇，缓慢地通过口腔呼气；再深吸气后屏气 3～5 秒，从胸腔进行 2～3 次短促而有力的咳嗽，张口咳出痰液，咳嗽时收缩腹肌，或用自己的手按压上腹部，帮助咳嗽（图 8-3-3）。

（2）观察病人是否可以将痰液咳出，痰液的颜色及性状并上报给医护人员

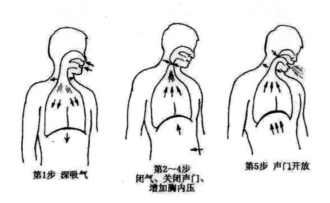

图 8-3-3　有效咳嗽

（三）雾化吸入

雾化吸入方式有口含嘴式、面罩式（图 8-3-4 至图 8-3-7）。

（1）观察雾化器内是否有雾气产生，是否充足；过程中要保持雾化器药液容器竖直。

（2）鼓励病人用口呼吸，将雾化药液吸入气道，减少药液在鼻腔内的沉积。

（3）使用激素雾化完毕之后需要协助病人漱口，避免口腔内真菌感染。

（4）雾化结束后清洗雾化器要用流动水清洗，不要使用开水烫雾化装置。冲洗后放在专门的袋子内保存。

（5）每次雾化时间为 15 ～ 20 分钟，雾化后可给予叩背，鼓励病人咳嗽排痰。

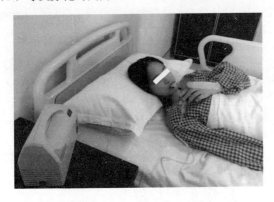

图 8-3-4 卧位口含式雾化吸入

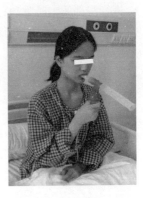

图 8-3-5 坐位口含式雾化吸入

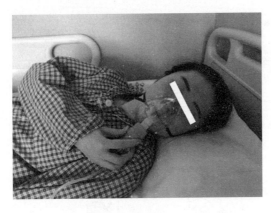

图 8-3-6 卧位面罩式雾化吸入

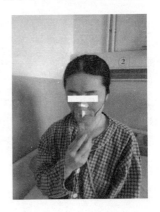

图 8-3-7 坐位面罩式雾化吸入

四、注意事项

（1）观察病人是否可以自行咳痰，每天痰量以及痰的颜色。

（2）叩背时观察病人面色和倾听病人主诉，高龄老人、骨质疏松的病人叩背力量酌情减小，防止叩背导致骨折的发生。

（3）观察病人经皮血氧饱和度，若血氧降低或者喉部有痰，立即通知护士进行人工吸痰。吸痰时协助护士将病人的床头摇平，撤去枕头让病人平卧，如果病人不配合，协助固定病人头部，注意不要暴力操作。

（4）及时协助清理病人口腔挂壁的痰液及痰痂。观察口腔是否有出血。

（5）口咽通气管：护士进行经口鼻吸痰操作时使用，使用完毕护理员用温水将通气管冲洗干净，晾干保存在清洁干净的袋子内，避免污染。如被痰痂痰珈、呕吐物等污染、堵塞时及时告知护士，予以更换。

（6）冲痰瓶：吸痰后护士使用生理盐水冲洗负压吸引管，生理盐水应每天晨起更换，定点放置，贴好标识，注意不要和其他物品混放，避免污染或混用。

第四节　呕吐的观察及照护

一、定义

呕吐是指胃内容物由胃、食管经口腔急速排出体外。呕吐前，常有恶心为前驱症状。

二、常见疾病

（1）消化系统疾病是导致呕吐的最常见原因。肠梗阻、急性胃肠炎等容易导致呕吐，上消化道大量出血导致呕血。

（2）进食过多、消化不良，导致胃内存留大量食物，病人咳嗽、变更体位等剧烈活动时可引起呕吐。

（3）有颅内疾患者，常会伴有头晕、头痛，呕吐呈喷射状。

三、呕吐照护

（1）了解病人病情，床边准备垃圾桶或者垃圾袋。清醒病人可协助取坐位呕吐，意识不清病人采取侧卧位，防治误吸入呕吐物。病人胸前或枕下垫一次性中单，病人呕吐后，通知医务人员查看呕吐物，协助留取标本后将垃圾袋封口弃去。

（2）病人没有先兆突然呕吐时，立即将病人头偏向一侧，防止误吸入呕吐物而窒息。

（3）协助清醒病人漱口，对不清醒病人予以口腔清洁，保持其口腔及颜面部清洁。如污染床单位、被服、地面等，及时清理呕吐物后，将被服放入回收桶，用含氯消毒液擦拭呕吐地面。

（4）观察及记录呕吐次数，呕吐物性质、气味、颜色、量及有无隔宿食物，及时上报医护人员。

（5）病人呕吐后，嘱其卧床休息，观察血压、心率、血氧饱和度的变化，防止呕吐后发生跌倒或坠床。

（6）指导病人注意饮食卫生，定时、定量饮食，少食或忌食生冷、刺激性、煎炸食物。

（7）对病情要求禁食的病人，护理员需要做好解释工作，避免病人因为私自进食而加重病情。

第九章　辅助诊断照护

教学目标	教学建议
1. 掌握：常见标本采集和检查照护要点，以便于协助病人正确并安全地完成检验和检查 2. 了解：标本采集和检查的内容及注意事项	用实例讲解教学内容，加深护理员对学习内容的理解，以便于教会护理员如何正确配合护士进行标本采集和协助病人完成检查项目

第一节　标本采集的照护

一、静脉血标本

（1）采血体位：一般取坐位或者卧位采集血标本，护理员协助病人暴露采血部位（肘部血管最为常见），对于躁动不能配合的病人（如认知功能障碍患者、儿童等），需要协助护士固定采血肢体，以便于穿刺。

（2）对于次日晨起需要空腹采集静脉血标本的病人，护理员应提醒病人前一天合理饮食，避免饮浓茶，晨起未采血前，观察病人有无低血糖反应。

（3）护士拔针后，沿着血管走向或者横向按压穿刺点 5 ~ 10 分钟（图 9-1-1、图 9-1-2），对于凝血功能差者或者老年病人，根据实际情况适当增加按压时间，直至不出血为止，勿揉搓。

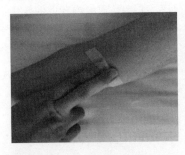　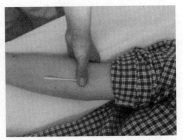

图 9-1-1　纵向按压止血　　　　图 9-1-2　横向按压止血

（4）穿刺点 24 小时内保持清洁干燥，勿沾水。采血当日要观察穿刺点有无红肿、青紫，如有则及时上报医务人员。

（5）不得以任何方式捆绑按压穿刺点，避免造成局部缺血水肿或血栓。

二、动脉血标本

（1）采血状态：一般取坐位或者卧位采集血标本，协助病人暴露采血部位（手腕桡动脉最为常见），对于躁动不能配合的病人（如认知功能障碍患者、儿童等），需要协助护士固定采血肢体，以便于操作。

（2）拔针后按压：护士拔针后，沿着血管走向稍用力按压穿刺点 15～20 分钟，对于凝血功能差的病人根据实际情况适当增加按压时间，直至不出血为止，勿揉搓。

（3）穿刺点保护：穿刺点 24 小时内保持清洁干燥，勿沾水。采血当日要观察穿刺点有无红肿，穿刺点周围有无青紫。

（4）不得以任何方式捆绑按压穿刺点，避免造成局部缺血水肿或血栓。

三、尿标本

（一）操作方法

先清洁尿道口及周围皮肤，避免阴道分泌物、粪便、消毒剂、油类等物质污染尿液，不能从尿布或便池内采集标本。将尿标本留取至专用检查容器中，保证容器无菌、干燥，留取标本时方可打开。妇女在月经期间不留尿标本检查。留置导尿管病人，先夹闭尿管 30 分钟，由护士自导尿管引流管侧面消毒后，以无菌方法针刺抽取尿标本。

（二）分类

（1）尿常规：晨起第一次尿，用尿杯（图 9-1-3）留取中段尿液 10～15mL，倾倒在尿标本管中，不少于 5mL，拧好管帽（图 9-1-4），及时送至处置间标本架，上报护士送检。

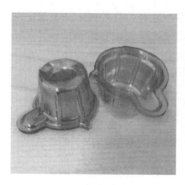
　　　　　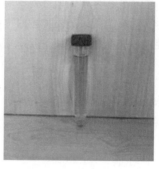

图 9-1-3　尿杯　　　　　　　图 9-1-4　尿管

（2）肾早损（生化 18）：必须留取晨起第二次的中段尿，且与第一次尿间隔时间不超过 2 小时。要求 10：00 点之前送至检验科，若当日第二次尿未在规定时间内留取，可留取次日的第二次中段尿。

（3）肌酐清除率：需要用专用标本桶（图 9-1-5），标本桶放在阴凉处，根据要求添加防腐剂。留取 24 小时尿（一般是当日早上排空膀胱，留取早 7：00 至次日 7：00 的尿液），次日 7：00 从桶内（轻轻摇匀）取一管尿标本（化验尿肌酐），并标注 24 小时尿量，护士会同时抽取静脉血标本（血肌酐），一起送检。护理员将标本桶放置在阴凉处，保证其不被污染、不遗洒。

（4）尿培养：先用清水充分清洁尿道口及周围皮肤，再用生理盐水或灭菌注射用水冲洗尿道口。男性包皮过长者，应将包皮翻开冲洗。晨起第一次尿，弃去前段尿，留取中段尿 10～15mL，再倾倒在尿培养杯（图 9-1-6）中，取时要注意无菌，先洗手后留取。

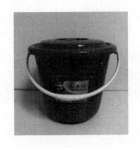 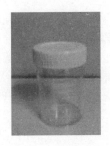

图 9-1-5　24 小时尿标本桶　图 9-1-6　尿培养杯

（5）相位差镜检红细胞：晨起第二次尿，需与上次一尿间隔 4 小时以内，并于每周三、四 10：00 留取完毕，送检。

（6）尿渗透压测定：分为两种。

①晨尿渗透压测定：留取晨起第一次尿（方法同尿常规）。

②禁食水 12 小时尿渗透压测定：前一晚 18：00 以后禁食水，直至次日 7：00。于次日 6：00 排尿弃去，7：00 再排尿留取标本。

（7）妊娠诊断试验：尿液最好留取清晨第一次尿，也可以随时留尿检查。

四、便标本

（一）便标本采集操作

（1）嘱病人自然排便，留取粪便中央部分或者含有黏液、脓血部分的标本。

（2）指导腹泻病人留取粪便标本时，将水样便盛于容器中送检。

（3）不能用尿布、尿不湿或卫生纸留取标本，以免把粪便中的有形成分吸走，影响检测。

（4）留取标本时，不得有水、尿液、经血混入，否则将影响细胞成分的检测结果。

（5）留取标本后需立即送至处置间，并上报医务人员联系送检，以免粪便过于干燥以致无法检验。

（二）分类

（1）常规便标本：排空膀胱。异常粪便挑取有脓血、黏液的部分；外观无异常的粪便应从中央取材，取 5g（蚕豆大小，图 9-1-7），放置入便标本容器内。

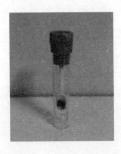

图 9-1-7　留取的便标本

（2）便潜血试验：嘱病人检查前 3 天内禁食铁剂、肉类、肝类、血类及绿叶素食物，第 4 天采集标本。

（3）细菌培养标本：用无菌棉签取中央部分或者脓血、黏液部分 2～5g 至便标本容器中。

五、痰标本

（一）常规痰标本

1. 可自行留痰者

（1）晨起用清水漱口，去除口腔中杂质。

（2）打开痰盒，将痰盒置于下唇处。

（3）深呼吸数次后用力咳出呼吸道深处的痰液，置于痰盒中。

（4）盖紧盖子，送至处置间检验。

2. 无力咳痰者及不配合者

（1）协助病人取侧卧位或坐位。

（2）叩击：操作者叩击病人背部，有节奏地自下而上、由外向内轻轻叩击，同时鼓励病人咳嗽。

（3）有伤口的病人，护理员可用双手压在伤口两侧，轻轻向当中用力，病人双手抱膝或抓住对侧肘部，腹肌用力咳嗽。

（4）以上方法无效时由医护人员进行吸痰，采集标本。

（二）痰培养标本

1. 能自行留痰者

（1）晨起用漱口液漱口，再用清水漱口。

（2）打开无菌痰盒注意不可接触痰盒内侧面，盖子内面向上放置于稳妥处。

（3）深呼吸数次后用力咳出气管深处的痰液置于无菌痰盒中。

（4）盖紧盖子，立即送到处置间，通知护士送检。

（5）取痰前一天可适当多喝水，有条件的可以做雾化使痰液稀释，易于排出。

2. 无力咳痰者及不合作者

同常规痰标本采集法。

（三）注意事项

（1）最好在抗生素应用前或停药1周后采集。

（2）收集痰液宜在清晨，因此时痰量较多，痰内细菌也较多，提高阳性率。

（3）痰量少或无痰者，采用0.9%的生理盐水雾化吸入，协助排出痰液。

（4）漱完口后，咳深部痰，留至痰培养专用标本盒（图9-1-8），必要时帮病人叩背。

（5）不可将唾液、漱口水、鼻涕等混入痰液中。

（6）采集后应尽快送到处置间，上报护士及时送检（最好1小时内）。

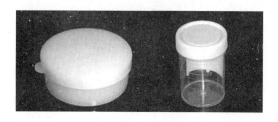

图9-1-8　痰培养盒

第二节　常见检查的照护

病人住院期间会接受各种检查，如需离开病室，需要注意以下事项：

①衣着：病人外出检查时，应穿着舒适宽松的衣服，冬天外出时注意保暖。②饰物：外出检查前将饰物取下（无特殊要求需尊重病人意愿），妥善保管。③过床：卧床病人上检查床时，要注意保护好各管路，并注意为病人保暖。

一、超声检查

（一）需进行空腹准备的检查项目

胆囊、胆管、胰腺、肝、胆、肾、胃、肠道、腹膜后器官、腹脏大血管、肾上腺、肾动脉检查。

（1）检查前一天清淡饮食，避免饮酒，检查前一天 24 : 00 之后禁食水。

（2）当天等待检查前，关注病人是否有低血压、低血糖情况，如有则及时通知护士。

（3）糖尿病病人外出检查时应随身携带糖果或者饼干，注意观察及询问病人有无出虚汗、头晕等低血糖不适。

（二）需进行憋尿准备的检查项目

输尿管、膀胱、前列腺（非腔内）、盆腔子宫及附件（非腔内）和孕检。

（1）检查前 1 ～ 2 小时，饮温水 400 ～ 600mL 温水，待膀胱充盈后再检查。

（2）如病人同时有空腹及憋尿项目，当天空腹准备，当日晨起后不排尿，不必喝水即可达到膀胱充盈。如病人病情不允许长时间空腹，检查当日先进行空腹检查，之后进食，再行憋尿检查，或者安排在不同一天检查。

（三）腔内检查则无需空腹及憋尿

妇科检查经阴道（避开经期），前列腺检查经直肠。怀孕初期孕检不必憋尿，以免膀胱过度充盈而压迫子宫。

二、磁共振成像检查

金属物品会影响磁场的均匀性，造成图像的干扰，不利于病灶的显示，同时可能造成个人财物不必要的损失及磁共振机的损伤。

（一）注意事项

（1）陪检人员会在预约好的时间带着病人去检查。由于核磁检查时间相对较长，且病情不同，护理员应做好病人的安抚工作。

（2）检查前需取下一切含金属的物品，如电极片（离开病房前，由责任护士取下）、钥匙、硬币、水果刀、金属衣钉、文胸、金属拉链、眼镜、发夹、耳环、戒指、项链、手表、手机、相机、磁卡、打火机、剪刀、皮带、雨伞、活动假牙、助听器、拐杖。

（3）不可推或乘坐金属轮椅进入 CT 检查室。

（4）装有心脏起搏器、人工心脏金属瓣膜、血管金属夹，眼球内有金属异物，体内有铁质异物，带有胰岛素泵，神经刺激器，患有癫痫、幽闭恐惧症，妊娠 3 个月以内，昏迷、危重及不能配合的病人均不能做此检查，以免发生意外。

（5）其他如体内有支架等物品的，需要经 CT 室技师鉴定后决定是否进行检查。

（二）特殊准备

（1）腹部准备：腹部肝、胆、胰、脾、肾、盆腔等，检查前 4 小时禁食。

（2）憋尿准备：腹部、盆腔检查前 2 小时憋尿。

（三）增强核磁检查

（1）检查前一天通知家属陪同，并询问有无含碘造影剂过敏史。

（2）检查前禁食 4～6 小时，核磁室护士给病人留置专用留置针，用于检查时注射造影剂。

（3）注射造影剂后，观察病人有无口干、出汗、皮肤潮红、恶心、呕吐、荨麻疹等症状，极少数病人会出现低血压、休克、呼吸困难。增强检查后根据病人病情，适当增加饮水，促进造影剂的排泄（一般饮水量为 2000mL）。

（4）检查结束后需观察 40 分钟，无不良反应，方可由护士拔除留置针，护理员观察留置针部位是否有红肿热痛，如有则及时上报护士。

三、CT 检查

（一）各部位 CT 检查须知

（1）腹部 CT 检查：检查前 4 小时不吃任何食物，在检查前一周不做胃肠钡餐造影，不吃含金属药物。

（2）胆囊 CT 检查：提前 12 小时禁食，不禁水。检查前 30 分钟到检查室喝造影剂稀释液 500mL，如行过钡餐检查需一天后才可行 CT 检查。

（3）盆腔 CT 检查：检查前一晚晚餐进食半流质饮食，如面包、面条、粥等，于检查日晨起给予口服清肠液清洁肠道（排便不好的病人，需要在前一晚做肠道准备，既往有肠梗阻、肠道手术史的病人，需评估其排便情况），检查前不进食任何食物，膀胱需储中等尿量。月经期暂不做此项检查，钡餐检查后，4～7 天才能做此检查。

（4）其他部位检查无需禁食：胸部、食管、椎体、颅脑、鼻咽、颈部 CT 检查。

（二）增强 CT 检查

（1）甲状腺功能亢进病人，妊娠病人，曾有含碘造影剂过敏史病人，均不宜行此项检查，服用二甲双胍的病人需检查前后停药 48 小时。

（2）其他注意事项，参考增强核磁检查。

四、X 线检查

X 线检查对胸部、腹部、骨及关节等使用较普遍，注意事项如下：

（1）行胸部 X 检查前，护士给病人去除电极片，护理员询问病人是否有穿带金属钢圈的文胸，如有应及时取下，并保存好。

（2）孕期尽量不做此项检查。

五、同位素检查

（1）按照预约好时间的检查，如病人有特殊情况不能按时检查，请于检查前一日 16：00 前告知护士，护士需 16：00 前通知检查科室，以免造成不必要的损失。

（2）检查后适当增加饮水量，促进身体内的同位素全部排出，排泄物避免与皮肤接触；24 小时内，病人避免与婴幼儿及孕妇密切接触，照护者尽量间隔 1 米距离，避免病人的排泄物污染衣服及皮肤。

（3）不同部位显像的要求：

①肿瘤代谢显像：检查当日避免病人进行体育锻炼或较重体力劳动，检查前禁食4～6小时，护理员提前准备好饮用水800～1000mL，带入检查室。

②心肌显像：检查当日禁食，护理员为病人准备好两枚油煎鸡蛋（或者通知家属携带）。

③全身骨显像：本检查无需特殊准备，护理员准备好饮用水1000mL，带入检查室。此项检查需先到检查室注射显影剂2小时后再进行检查，勿远离。

④肾动脉显像：正常饮食，护理员提前准备好饮用水300mL，以备检查前使用。

⑤甲状腺显像：检查当日空腹。提前1～2周停服含碘丰富的食物和药物以及其他影响甲状腺摄碘功能的物质。

⑥肺灌注显像：无特殊要求于准备。如有过敏史，请及时告知医务人员。

六、胃镜

（1）饮食要求：检查前一天晚饭进食少渣、易消化饮食（不吃蔬菜、水果、鱼、肉等有渣油腻的食物，可以吃馒头、鸡蛋、牛奶、白米粥、豆腐、土豆、面条、粥等半流饮食）。

（2）检查当日禁食、禁水、禁烟、禁药（如病人有高血压、血糖病史，应密切观察病人血压情况，并询问病人有无心慌、大汗、乏力的低血糖反应，如果有异常上报护士给予对症处理）。

（3）检查后2小时可进食温凉、易消化食物（如米汤、面条、面片、粥类等），不可吃过热、过硬食物。如取活检或切除息肉，要根据护士的指导进食。不可饮酒、吸烟，以免刺激胃黏膜。

（4）无痛胃镜检查后，观察病人意识，有无头晕、恶心等不适，防止坠床跌倒。

七、肠镜

（一）饮食要求

在做肠镜之前需要注意以下几点：①肠镜检查前48小时，避免进食含纤维多以及带有颜色的食物，比如芹菜、韭菜、胡萝卜、油菜、玉米、西红柿、雪豆腐、猕猴桃、木耳、大枣等。②在检查前一天只能进食流食及无渣的食物，比如米粥、面汤、米油。③在检查的前一天不能吃奶制品，比如牛奶、酸奶等。④在检查的当天禁食。

（二）注意事项

（1）清洁肠道：检查前按照护士指导口服药物清洁肠道（常用量杯、舒泰清，见图9-2-1），服药后，协助病人来回走动，轻揉腹部，加快排泄。通常排便次数7～8次至大便呈清水样为止（图9-2-2），必要时给予肥皂水灌肠。

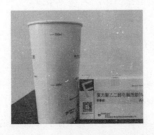

图9-2-1　带刻度量杯及清洁肠道药物

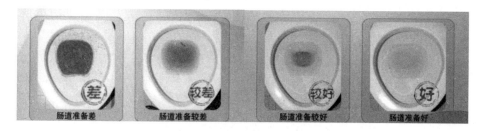

图 9-2-2　肠道清洁效果图

（2）清洁肠道时，若病人出现剧烈腹痛腹胀、呕吐症状，立即上报护士。

（3）若服用抗凝剂（如阿司匹林、氯吡格雷、波立维、泰嘉、华法林等），需停药 7 天方可做活检（能否停药须咨询医务人员，不可自行停药）。

（4）检查后 2 小时可进食温凉易消化食物，不可吃过热、过硬食物。如取了活检或切除息肉，须根据护士指导进食，不可饮酒，当日排便可能会出现少量便血，如出现大量便血或持续便血立即报告给医务人员。切除息肉的病人，3 天内禁止剧烈活动，防止创面出血。

（5）无痛肠镜检查后观察病人意识，防止坠床和跌倒。

八、糖耐量检测（OGTT）

（一）临床意义

OGTT 是诊断糖尿病的金标准。

（二）采集方法

（1）采血时间：空腹、进食馒头餐 / 葡萄糖粉后半小时、1 小时、2 小时、3 小时，共 5 次。

（2）喝葡萄糖粉：护士前一天发放葡萄糖粉，采血当日护士采完空腹血之后，护理员准备好 300mL 温开水，护士将 75g 葡萄糖粉（图 9-2-3）溶入 200 ～ 300mL 水，协助病人 5 分钟之内一次喝完，记录时间。

（3）吃馒头餐：护理员前一天为病人订二两糖耐量专用馒头（图 9-2-4），不可外出买，防止重量不符合规定，次日晨温热好馒头，护士采完空腹血之后，按照护士要求进食馒头，记录第一口时间。

（4）除要求的葡萄糖粉或馒头之外，检查期间禁食、禁水、禁烟。

（5）胰岛素释放试验与葡萄糖耐量试验可同步抽血。

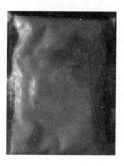　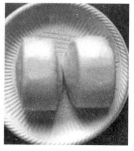

图 9-2-3　葡萄糖粉　　图 9-2-4　二两馒头

九、消化道造影

（一）钡餐造影

（1）饮食要求：检查前三天停服不透 X 线或影响胃肠功能的药物，如次碳酸铋、葡萄糖酸钙；检查前一天少吃不易消化的食物，晚饭后禁食；当天早晨禁食、禁水、禁药。

（2）胃潴留的病人检查前一晚需要洗胃，清除胃内容物，护理员协助准备好毛巾、纸巾。

（3）行全消化道钡餐检查，检查前服用硫酸钡粉剂 100g，用温开水调服，护理员提前准备好温开水。

（4）吞食的钡剂会随大便排出，钡餐检查后 2 天会解白色粪便，护理员告知病人不用紧张，如出现血性大便等及时告知护士。

（二）泛影葡胺造影

（1）饮食要求：检查前一日少吃不易消化的食物，晚饭后禁食。

（2）准备用物：护理员提前准备好 100mL 温开水，用于稀释护士发放的 76% 泛影葡胺溶液 100mL。

（3）泛影葡胺为高渗水溶液，有脱水、导泻的作用，检查后注意观察病人血压。

十、膀胱镜检查

（1）查前一晚，协助病人洗澡或清洗会阴部。

（2）查前嘱病人排尿，告知病人检查时张口呼吸、做深呼吸，保持体位稳定，以免造成不必要的损伤。

（3）检查后：轻微血尿是正常现象，告知病人不用紧张；根据病情适量多喝水，不要憋尿。病人如出现尿液混浊、排尿困难、血尿持续、血块形成，以及其他腰酸发热等情况，应立即告知护士。

十一、睡眠呼吸监测

（1）护理员嘱病人做检查当日白天不要睡觉，根据病情适当增加活动（不可做刺激性活动），不可私自给病人服用镇静类药物。

（2）提前为病人穿好衣服（尽量穿睡衣和外套），再按预约时间由专人带领去指定地点进行检查。

（3）佩戴好监测设备后，嘱病人不要轻易摘除，次日晨起睡醒，由检查护士摘除设备。

（4）夜间病人佩戴设备，护理员应经常查看有无导连脱落，如有脱落或者病人自行摘、戴，应及时上报护士。

（5）如使用特殊机器需病人在指定检查室（科室）留宿，护理员帮助病人准备好夜间用物。

十二、乳腺钼靶

（1）育龄期病人避开经期前后 5～7 天，护理员需知晓病人是否在经期。

（2）有假体者禁止作此项检查，护理员需知晓病人是否有假体植入史。

（3）检查时病人不可活动，以免造成乳腺损伤。

十三、T 管造影

（1）造影当日正常饮食，造影前 T 管开放，观察病人有无不良反应。

（2）造影前病人需行碘结膜过敏试验（方法：护士用 1mL 空针取碘海醇原液，取下针头点 1～2 滴点眼，1 分钟后护理员观察眼睛有无充血水肿等不适的症状）。

（3）造影后 T 管需要充分引流 1～2 天，护理员注意观察病人的腹部体征、生命体征及导管固定在位（图 9-2-5）的情况等，由于造影剂对肠道的刺激，病人可能会出现轻度恶心，如有异常及时告知护士。

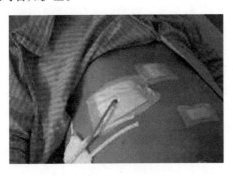

图 9-2-5　T 管

十四、胰胆管造影

（1）检查前：做结膜碘过敏试验。检查前一天零点后禁食水。

（2）术后 1～2 天内可有短暂的咽部疼痛或异物感（十二指肠镜通过咽喉部达到胰腺胆管），指导病人不可勉强咳出分泌物，以免引起黏膜破损。

（3）术后要禁食水 1～2 天，具体时间根据病情决定，护理员勿擅自给病人进食进水。

（4）做好置管胃管病人导管固定，明确的管路标识，防止脱出，准确记录出入量。

（5）观察病人有无腹痛，如有异常及时告知护士。

十五、体外碎石

（一）碎石前肠道准备

前一日要服用缓泻剂清洁肠道，以减少肠内积气及粪便。服用清肠剂前为病人准备好温开水，服用时观察病人有无恶心、呕吐等。

（二）碎石后照护

（1）休息与活动：协助病人多活动，利于结石的排出。如结石较大、量多，碎石后 3 日内应卧床休息，尽可能少地下床活动，协助病人采取患侧卧位，使碎石颗粒尽可能减缓排出速度。部分病人使用哌替啶止痛后会出现头晕呕吐现象，护理员应随身陪护，避免病人跌倒、坠床。

（2）饮水与补液：尿液冲洗是帮助排石的最好方法，并可减少排尿的不适，在护士指导下，每天护理员为病人准备好约 8000mL 温开水。如病人有静脉补液，饮水量可相应减少。

（3）排石体位：不同部位的结石可采用不同的体位以协助排石，护理员在护士指导下，按照要求摆放病人体位。

十六、C-13 呼气试验

（1）检测当日，病人需要空腹或禁食 3 小时。

（2）护理员陪同病人到指定诊室进行检查，吹完第一个检查袋后，协助病人口服胶囊，切勿咬碎，以免影响检测结果的准确性。

（3）陪伴病人静坐25～30分钟，再用同样方法在第二个氧气袋内吹一口气后送检。

十七、骨髓穿刺

（1）穿刺前，协助病人取合适体位，充分暴露穿刺部位。

（2）穿刺后，病人平卧30分钟，观察病人有无面色苍白、出冷汗、虚脱等症状，如有则及时上报医护人员。

（3）穿刺部用菌纱布覆盖，保持清洁干燥，3天内不能沾水，观察有无渗血渗液。

十八、支气管镜检查

（1）检查前：至少需禁食4小时以上，以避免操作时误呛导致肺炎。

（2）检查后：2个小时内避免病人进食（包括喝水），以免造成误呛；如2小时后喝水不呛咳才可进食；如病人接受切片术后，可能会有短暂少量的血痰或咳血，若出现咳血量较大、持续不停、有剧烈胸痛、呼吸困难的情况，立即上报护士。

第十章　卧位与安全移动

教学目标	教学建议
1. 掌握：不同卧位的具体要求，协助病人舒适摆放。掌握转移方法及要领，在保证安全的前提下，协助病人转移活动 2. 熟悉：卧位要求。转移方法 3. 了解：卧位的适应证。轮椅、平车的使用方法	用实例讲解教学内容，加深护理员对学习内容的理解，以便于教会护理员如何协助病人摆放卧位及转移场所

第一节　常用卧位

卧位是病人卧床的姿势。临床上为配合疾病检查、治疗与护理的需要，病人要采取各种不同的卧位。护理员应熟悉各种常见的卧位，了解病人正确卧位，以减轻病人的疲劳，增进舒适，预防并发症的发生。

一、卧位的性质

（1）主动卧位病人在床上自己采取最舒适的卧位。

（2）被动卧位病人自身无力变换卧位者，如意识丧失或极度衰弱的病人，必须由护士帮助更换卧位。

（3）被迫卧位是由于疾病的影响或治疗的需要所采取的卧位。

二、常用的几种卧位

（一）仰卧位

（1）去枕仰卧位：病人去枕仰卧，头偏向一侧，两臂放于身体两侧，双腿伸直，将枕横立置于床头（图10-1-1）。适用于昏迷或全麻未清醒病人，可防止呕吐物流入气管而引起窒息及吸入性肺炎等并发症；用于脊椎麻醉或脊髓腔穿刺后的病人，可预防脑压降低而引起的头痛。

（2）休克卧位：抬高头胸部 $10° \sim 20°$，抬高下肢 $20° \sim 30°$（图10-1-2）。适用于休克病人。抬高头胸部，有利于呼吸；抬高下肢，有利于静脉血回流。

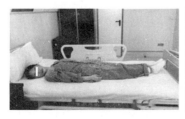

图 10-1-1　去枕仰卧位

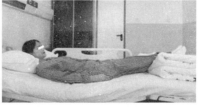

图 10-1-2　休克卧位

（3）屈膝仰卧位：病人采取自然仰卧，头下垫一枕头，两臂放在身体两侧，双腿曲屈，使腹肌放松（图10-1-3）。适用于胸腹部检查。

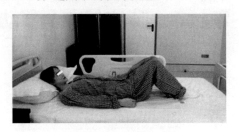

图 10-1-3　屈膝仰卧位

（二）侧卧位

病人侧卧，两臂屈肘，一手放于胸前，一手放于枕旁，下腿稍伸直，上腿弯曲；必要时两膝之间、背后、胸腹前可放置一软枕（图10-1-4）。适用于灌肠、肛门检查。侧卧与平卧交替可预防压力性损伤（压疮）。

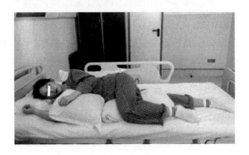

图 10-1-4　侧卧位

（三）半坐卧位

病人卧床上，以髋关节为轴心，上半身抬高与床的水平成 40°～50°（自动床、半自动床或手摇床），再摇起膝下支架（图10-1-5）。放平时，先摇平膝下支架，再摇平床头支架。适用于以下情况：

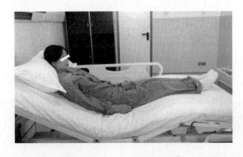

图 10-1-5　半坐卧位

（1）心肺疾病所引起的呼吸困难。由于重力作用，部分血液滞留在下肢和盆腔脏器内，可使静脉回流量减少，从而减轻肺部淤血和心脏负担；半坐卧位可使膈肌位置下降，有利于呼吸肌的活动，能增加肺活量，有利于气体交换，改善呼吸困难。

（2）腹腔、盆腔手术后或有炎症的病人，采取半坐卧位，可使腹腔渗出物流入盆腔，促使感染局限化。因盆腔抗感染性能较强而吸收性能较差，半坐卧位可减少炎症的扩散和毒素的吸收，减轻中毒反应，同时又可防止感染向上蔓延引起膈下脓肿。

（3）腹部手术后，采取半坐卧位能减轻腹部伤口缝合处的张力，避免疼痛，有利伤口愈合。

（四）端坐位

病人坐在床上，身体稍向前倾，床上放一小桌，桌上垫软枕，病人可伏桌休息，并抬高床头，使病人的背部也能向后依靠（图10-1-6）。适用于心包积液、心力衰竭、支气管哮喘发作的病人。

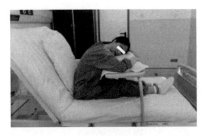

图 10-1-6 端坐位

（五）俯卧位

病人俯卧，头转向一侧两臂屈曲，放于头的两侧，两腿伸直，胸下、髋部及踝部各放一软枕（图10-1-7）。适用于腰背部检查及某些手术后病人。

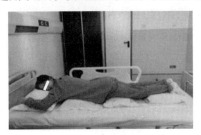

图 10-1-7 俯卧位

第二节　协助病人更换卧位

一、协助病人翻身侧卧

（一）目的

协助不能起床的病人变换姿势，增进其舒适，预防压力性损伤等并发症。适用于不能自行翻身侧卧的病人。

（二）评估病人

病人的意识、平衡力，各种管路固定是否在位、是否能进行配合。

（三）用物准备

翻身枕、软枕（数量根据病人情况而定）。

（四）操作流程

（1）病人平卧，护理员站在患者即将翻身方向的对侧床旁，告知病人："现在给您翻个身。"

（2）检查并确认病床处于固定状态。

（3）尽量避免病人进食后半小时内翻身，防止发生呕吐引起窒息等。

（4）翻身时，一手托头颈部，一手托腰部，将病人上半身移近护理员一侧；一手托腰，一手托臀，将病人下半身移近护理员一侧。

（5）动作要轻柔，不可拖、拉、推、拽，以免损伤病人皮肤。

（6）拉起床挡，走到对侧床边，将病人近侧手放于枕头上，掌心向上，远侧手放于胸前，远侧腿屈曲。双手分别扶住病人远侧肩部、膝部，向护理员侧翻身，将病人翻转成侧卧。用翻身枕支撑病人背部，将上方胳臂放于身体前方，上臂下方垫一枕头；将上方腿放于下方腿前，腿下垫一枕头。

（7）为病人翻身后注意床单平整，将一次性中单置于翻身枕与病人中间（图10-2-1），以免病人大小便失禁时造成床单被罩的浸湿，给病人带来不适感及失禁性皮炎等并发症。翻身后注意病人下肢是否处于舒适体位，防止双足跟及足踝处受压，可以给予软枕减压。

（8）每2小时变换体位一次，观察病人皮肤情况，皮肤有压红（见第十一章第三节"压力性损伤"）时应缩短翻身间隔时间。注意保暖，以防病人受凉。

（9）翻身后将床抬高15°～30°，防止病人食物反流。

（10）翻身时注意各管路放置妥当，将病人手放于被子外面，方便于观察病人输液处有无红肿等，防止病人手在被子里将深静脉管、尿管等管路拔出。管路应避免置于病人身下造成压力性损伤。

（11）胃管给予U型放置，放于留置胃管同侧面颊方向，防止胃管位置不对引起鼻部压力性损伤。

（12）吸氧管路放于胃管对侧，U型放置。

（13）翻身时尿管需要夹闭，放于床上，避免牵拉造成尿道损伤，翻身后打开尿管，挂于床挡下挂钩处。

（14）翻身后及时拉起床挡，必要时遵医嘱使用约束带。

（15）整理床单位，病人营造舒适、整洁的治疗环境。

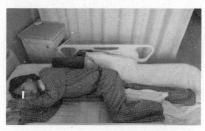

图10-2-1　病人翻身侧卧

二、协助病人移向床头

（一）目的

协助病人移向床头，帮助病人恢复舒适卧位。适用于滑向床尾而无法自行移动的病人。

（二）用物准备

软枕或软垫。

（三）操作流程

1. 单人法

适用于能部分自理的病人。

（1）告知病人目的，取得病人配合。

（2）放平床头，将枕头横立于床头。

（3）协助病人仰卧，嘱其双膝屈曲双脚掌踩于床面，请病人双手前臂撑于床面，确认病人摆好体位后，双手分别托住病人肩部和臀部，让病人双脚蹬床，挺身上移（图10-2-2）。

（4）注意保护病人头部，避免撞伤头部，操作中动作要协调、轻稳，不可使用拖、拉、推等生硬动作。

（5）将床头抬高15°～30°，防止下滑可以根据病人情况给予床尾抬高15°～30°。

（6）翻身后应协助病人取舒适、安全卧位。

（7）整理床单位。

2. 双人法

适用于不能自理的病人。

（1）放平床头，将枕头横立于床头。

（2）协助病人仰卧，双膝屈曲。

（3）两名护理员分别站在床的两侧，交叉托住病人颈肩部和腰臀部，同时抬起病人移向床头；也可两人站同侧，一人托住病人颈肩部及腰部，另一人托住病人臀部和腘窝，同时抬起病人移向床头（图10-2-3）。

（4）放回枕头，协助病人取舒适卧位。

（5）整理床单位。

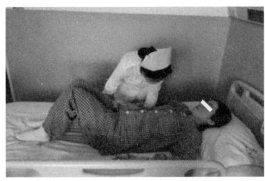 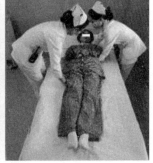

图 10-2-2　单人协助病人移向床头　　　　图 10-2-3　双人协助病人移向床头

第三节　病人上下床转移

一、准备工作

（1）环境准备：环境整洁，温湿度适宜，光线适中，无异味。

（2）护理员准备：服饰整洁，洗净双手。

（3）病人准备：准备好需要穿的衣物及鞋。

二、评估病人

病人的意识、平衡力，是否能进行配合，各种管路是否固定在位。

三、用物准备

牢固的椅子、毛毯或毛巾被。

四、操作流程

（一）下床

（1）固定好床刹，放下床挡，床单位整理为备用床，椅子呈45°角放于护理员左侧（图10-3-1）。

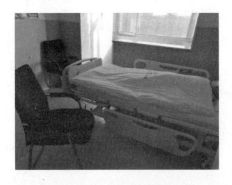

图 10-3-1　椅子与床的位置

（2）病人起床前应平卧休息30秒钟后，护理员右手扶住病人颈肩部，左手托住腘窝或腿下，利用臀部做轴，向床边转动，双腿自然落下（图10-3-2）。

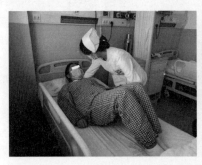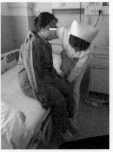

图 10-3-2　协助病人坐起

（3）取坐位后病人停留30秒钟，观察病人有无头晕及其他不适感。

（4）护理员右手不得离开病人身体，左手协助病人穿好外套及鞋子（图10-3-3）。

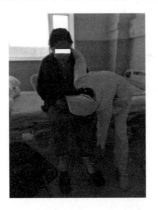

图 10-3-3 协助病人穿好外套及鞋子

（5）护理员面向病人，左脚放在病人双腿之间，嘱病人环抱操作者颈部，双手抓住病人腰带处，拉起病人取站位后停留30秒钟。以护理员的身体为转轴，顺势将病人移到椅子前，确认安全无误后，扶病人在椅子坐稳（图10-3-4）。

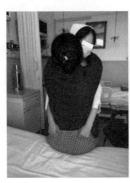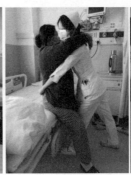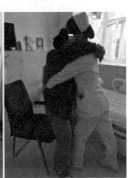

图 10-3-4 协助病人转移到椅子

（6）协助病人盖好毛毯或毛巾被，注意保暖。

（7）检查病人是否坐好，嘱病人身体不要向前倾斜，靠好椅背。护理员应始终陪在病人身旁，不得离开。

（二）上床

（1）固定好床轮；撤去病人的毛毯或毛巾被。

（2）护理员面向病人，右脚放在病人双腿之间，嘱病人环抱护理员颈部，双手抓住病人腰带，拉起使其站稳后停留30秒钟。

（3）以护理员身体为转轴，顺势将病人移到床边，确认安全无误后，扶病人在床边坐稳后病人停留30秒钟。

（4）护理员右手不得离开病人身体，左手协助病人脱去外套及鞋子。

（5）护理员右手扶住病人颈肩部，左手托住腘窝或腿下，利用臀部做轴，向床中心转动，协助病人躺下置于舒适体位，盖好被子。

（6）整理床单位，拉起床挡，询问病人有无不适。

（7）将病人的鞋放于床头桌下层。

五、注意事项

（1）确认移动方法，操作前观察病人有无不适。

（2）椅子应有扶手，固定牢固。

（3）移动时要注意病人安全、舒适、保暖。

（4）动作轻柔，防震动，防跌倒，随时观察病人情况，有异常立即停止移动。

（5）为病人选择合脚的防滑鞋，以免跌倒。

（6）体重过重者应由两名陪护人员进行操作。

（7）臀部受压时间不宜过长，每隔 30～60 分钟，协助病人变换体位，以防臀部及骶尾部发生压力性损伤。

第四节　轮椅运送

一、目的

协助病人安全坐到轮椅中。适用于身体虚弱但能耐受坐位的清醒病人。

二、轮椅的构造

轮椅主架为铁制或铝制，坐垫为耐拉的纤维制品，前轮为硬塑实心轮，后轮为充气轮，前、后轮均有刹车装置。一般可由中部折叠（图 10-4-1）。

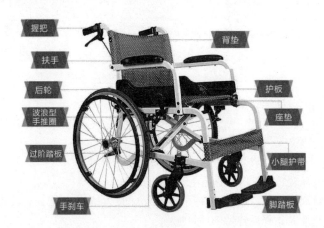

握把　　　　　背垫

扶手

后轮　　　　　护板

波浪型手推圈　　座垫

过阶踏板　　　　小腿护带

手刹车　　　　脚踏板

图 10-4-1　轮椅示意图

三、准备工作

（1）环境：环境整洁，温湿度适宜，光线适中，无异味。

（2）护理员：服饰整洁，洗净双手。

（3）病人：衣服及鞋，必要时准备帽子、外衣、毯子等保暖衣物。

四、评估

（1）病人意识、肢体活动能力及平衡力，各种管路固定情况及病人的配合程度。

（2）检查轮椅各部件（如刹车、安全带、脚踏板、车轮、坐垫等）功能是否良好。

五、床向椅转移操作流程

（1）确定病床床刹锁死，移开床旁座椅，将轮椅推至床边，放下床挡。

（2）轮椅与床尾成45°，轮椅面朝向床头，将轮椅的车轮刹车锁死固定，翻起脚踏板。

（3）协助病人穿衣：告知病人平卧30秒，再由卧位转为坐位，扶病人坐于床边，双脚垂下，保持坐位30秒；协助病人穿鞋，观察病人有无头晕及其他不适感，穿衣、穿鞋过程中，护理员右手不得离开病人身体，左手协助病人穿好外套及鞋子，防止病人坠床跌倒。

（4）护理员面向病人，左脚放在病人双腿之间，嘱病人双手环抱护理员颈部，护理员双手抓住病人腰带，拉起病人取站位后停留30秒钟。以护理员的身体为转轴，顺势将病人移到轮椅前，确认安全无误后移到轮椅内（图10-4-2）。

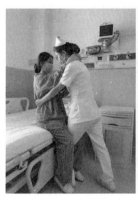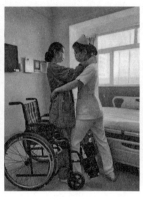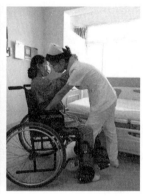

图 10-4-2 协助病人转移到轮椅

（5）检查病人是否坐好，嘱病人重心向后靠，身体不要向前倾斜。

（6）翻下脚踏板，协助病人将脚置于脚踏板上。

（7）为病人系好安全带，松开轮椅车轮刹车。

六、椅向床转移操作流程

（1）将坐在轮椅上的病人推至床尾，轮椅与床尾成45°角。

（2）拉紧轮椅双侧车闸固定车轮，检查病床的床刹是否已锁死。

（3）翻起脚踏板，协助病人双脚着地。

（4）松开安全带。

（5）护理员面向病人，右脚放在病人双腿之间。嘱病人双手环抱护理员颈部，护理员双手拉住病人腰带，以护理员身体为转轴，顺势将病人移到床边坐稳。

（6）护理员右手不得离开病人身体，左手协助病人脱去外套及鞋子。

（7）护理员右手扶住病人颈肩部，左手托住腘窝或腿下，利用病人臀部做轴，向床中心转动，协助病人躺下置于舒适体位，盖好被子，整理床单位。

（8）将轮椅折叠放在科室轮椅存放处（清洁间），以免影响病人和其他人员。

七、轮椅使用注意事项

（1）推轮椅前，系好轮椅安全带，检查病人是否坐好，确保病人身体重心后倾，肢体不得超越轮椅边缘，脚在脚踏上放好。必要时为病人戴上帽子、穿好外衣，用毯子覆盖身体以保暖。

（2）推轮椅时，护理员站在轮椅后面，两手扶住轮椅把手平稳缓慢前进，避开不平的地面及障碍物。行进中靠右行驶，需要转弯时，减速，弧线调整方向，缓慢通过。接近人群时，减速并应给予提示，注意周边人群脚下。

（3）上坡时，病人面向上坡的方向，护理员站在轮椅后方推轮椅，嘱病人身体重心后倾，不要向前倾斜。

（4）下坡前，调转轮椅方向，轮椅倒退下行，使护理员背向前进方向，然后倒退式行走，控制轮椅下滑速度，使轮椅缓慢下行。病人重心靠后，运送过程中要观察病人有无不适。

（5）进电梯时，护理员背向电梯门，倒退入电梯；出电梯时步骤与进电梯一样均采取倒退式，并提醒电梯内外人员注意避让，防止轮椅车轮碾压他人。

（6）推轮椅过程中，注意观察病人，询问有无不适，如有不适，应及时告知医务人员。

（7）在进行床椅转移时，确定病床及轮椅刹车固定及脚踏板的位置，防止病人跌倒。

第五节　平车运送

一、目的
协助病人由平车安全移动到病床或病床移动到平车。适用卧床病人。

二、评估
病人意识、平衡力，是否能进行配合，各种管路是否固定在位；全面检查平车各部件的性能。

三、用物准备
平车及可移动床，检查刹车是否完好。

四、操作流程

（一）病人自己挪动法
适用于病情允许，能在床上适当配合的病人（图10-5-1）。

（1）确定病人的病床、平车车刹已固定，平车与床平行，且高度一致。

（2）向病人解释，指导病人挪动方法，以取得病人的配合。

（3）将推车紧靠床边，护理员协助病人移向床边，护理员用身体抵住平车。协助病人以上身、臀部、下肢顺序向平车挪动，使病人躺卧舒适，盖好被子，拉起平车护栏，整理床单位。

（4）由平车转移到病床的顺序是嘱病人先挪动下肢、臀部，再挪动上半身。

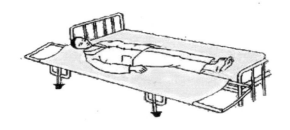

图 10-5-1　病人自己挪动法

（二）抱抬法

适用于体重较轻病人或儿科病人（图 10-5-2）。

（1）将平车头端与床尾成钝角（大于 90° 角），固定平车，评估好病人身上的管路，夹闭所有管路，将管路置于病人身上，以免脱落。

（2）护理员两腿分开，屈膝，并协助病人屈膝，告知病人"搂着我的脖子"。

（3）护理员一手自病人近侧腋下伸至对侧肩部，另一手伸至病人大腿下。病人双臂搂着护理员的脖子或交叉于胸前。

（4）抱起病人，移步转向平车，将病人臀部轻放于平车中央，再放脚及上身。协助病人躺好。

（5）盖好被子，开放所有管路，并妥善固定，确保管路通畅。拉起平车护栏。整理病床单位。松开车刹，平稳推车。

（6）协助回床：评估好病人身上的管路，夹闭所有管路，置于病人身上，避免脱落，护理员一手自病人腋下伸至对侧肩部，另一手伸至病人大腿下，病人双臂交叉依于护理员颈部，护理员抱起病人，移步转向病床，将病人臀部轻放于病床中央，再放脚及上身。

（7）整理病床单位，开放所有管路，并妥善固定，确保管路通畅。

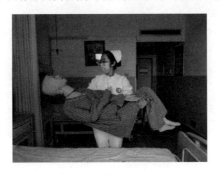

图 10-5-2　抱抬法

（三）双人搬运法

（1）平车头端与床尾成钝角，固定平车。

（2）两人站于病床同侧，协助病人移至床边。

（3）一人一手伸至病人头、颈、肩下方，并使病人头部处于较高位置，一手伸至其腰部下方；另一人一手伸至病人臀部下方，一手伸至其腘窝处。使病人身体稍向护理员倾斜。

（4）由托头颈部的护理员发出口令，两人同时抬起病人，移步转向平车，将病人轻放于平车上。

（四）三人搬运法

（1）平车头端与床尾成钝角，固定平车。

（2）三人站于病床同侧，协助病人移至近侧床缘。

（3）一人托住病人头、颈、肩胛部，并将病人头部处于较高位置；另一人托住腰背部、臀部；第三名护理员托住腘窝、双足。使病人身体稍向护理员倾斜。

（4）由托头颈部的护理员发出口令，三人同时抬起病人，移步转向平车，将病人轻放于平车上。

（五）四人搬运法

适用于病情危重或颈、腰椎骨折病人。

（1）移开床旁桌椅，推平车紧靠床边，固定平车。评估病人身上的管路，夹闭所有管路，置于病人身上，以免脱落。

（2）确定病人的病床及平车的刹车固定。

（3）在病人腰臀下铺中单，如没有中单可以选用厚实的床单。

方法一（适用于颈椎、四肢骨折者）：护理员甲站于床头，托住病人头及颈肩部；护理员乙站于床尾托住病人的双腿；护理员丙和丁分别站于病床和平车的两侧（图10-5-3）。

方法二：病人两侧分别各站两人，靠近头部的护理员，一手托住病人头颈部，直接拉起中单或厚实的床单，四人合力同时抬起病人至平车上（图10-5-4），使病人躺卧舒适。开放所有管路，并妥善固定，确保管路通畅。盖好被子，拉起平车护栏。

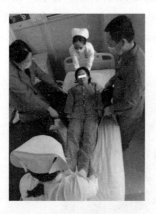 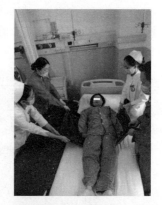

图10-5-3　四方站位搬运　　图10-5-4　两侧站位搬运

（六）过床易转运法

（1）将转运床和病床的床挡卸下，转运床紧靠病人所卧床，固定好床轮。

（2）转送护理员两手扶持病人肩部和臀部，轻轻将病人向自己身体方向略侧翻超过30°，另一侧的接收护理员将过床板放于病人身体下方1/3或1/2处（注意头颈部一定要放于过床板上），再轻轻将病人放平。

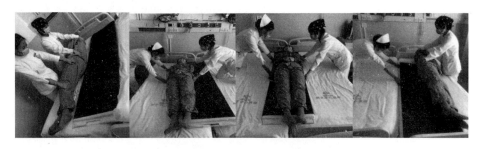

图 10-5-5 过床易转运病人

转送护理员托住病人的肩部和臀部，向上 45° 左右用力慢慢向对侧推，接收护理员托住病人的肩部和臀部。

（3）两位护理员协助同时转移，将病人移向接收护理员方向。

（4）当病人完全过床到转运床上后，接收护理员要轻轻侧翻，使病人面向自己，转送护理员将过床板取出（图 10-5-5）。

（5）固定好转运床床挡，使病人安全、平稳、省力过床。

（6）过床后检查：

①将病人至于安全位置后，连接监护仪各导联线，查看病人生命体征。

②查看胃管、深静脉管是否固定牢固，有无脱出，胶布是否完好。

③将尿管挂于床旁挂钩处，低于耻骨联合，打开尿管夹。

④盖被，注意病人保暖。

五、平车搬运注意事项

（1）过床时将转移床四轮锁住，防止转移床移动导致病人坠床。

（2）缩小转移床和病人所在床之间缝隙，顺利将病人转移。

（3）搬运病人时，动作轻稳，协调一致，尽量使病人身体靠近搬运者。

（4）不得擅自搬运骨折、牵引或重病病人，应在护士协助下进行。颈椎损伤者由专人托扶头部，防止救护者对病人造成再次伤害。

（5）注意管路的妥善固定，避免牵拉管路，妥善保护好各类引流管道，防止导管脱出；搬运前将管路夹闭，搬运后确保管路的通畅性。

①胃管：确定转移前半小时禁止鼻饲，查看胃管胶布是否固定牢固，回抽胃内容物，查看病人是否有胃储留（即胃内容物超过 150mL）。

②尿管：夹闭病人尿管，将尿袋放于病人腹部，防止牵拉。

③深静脉管：查看病人有无输液，若有输液，通知责任护士封管，并用治疗巾包裹、胶布固定；若无输液，再次查看深静脉管路是否固定牢。

④监护仪导联线：去除监护仪心电图、血压袖带、血氧夹等线路，避免转移时导联线牵拉病人造成损伤。

（6）使用平车时一定要拉起两侧护栏，防止病人坠落受伤。

（7）搬运时天气寒冷时注意保暖，护理员不得离开平车，随时观察病人需求。

（8）平车运送过程中，要求将病人的头部始终处于高处，护理员站于病人头侧，这样可以观察病人的病情变化，产科破水病人相反，头部朝下。

（9）不可碰撞墙及门框，避免震动病人，损坏建筑物。如有输液管路，挂于平车输液架上，注意保持液体高度，观察液体滴速，车、椅上无架者，由工作人员举瓶。

（10）外出检查时联系相关检查科室及电梯人员，缩短病人在外等侯时间。

附：可移动病床的使用

一、可移动病床的结构

医用床由刚性床架和床面板组成，床面板又由靠背板、坐板和脚弯板三部分组成。可移动病床有双摇床和三摇床，双摇床有2个摇把，可以分别变更靠背板、坐板和脚弯板的角度，三摇床有3个摇把，除了有双摇床的功能外，还可以水平升高或降低床的高度。

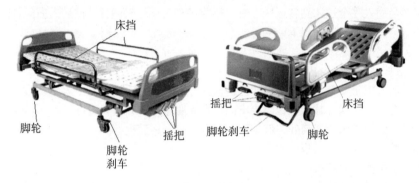

图 10-5-6　可移动病床

二、可移动病床使用注意事项

（1）移动病床前，抬起脚轮车刹，移动结束后，要踩下脚轮车刹，使床固定。

（2）病人上下床之前，要确定脚轮是否刹住，以免病人跌倒。

（3）使用摇把后，要将摇把归位，以免病人绊倒（图10-5-6）。

（4）护理员陪床时要睡在床旁，对卧床病人要拉起床挡，禁止并防止病人从床挡缝隙自行下床。

（5）可移动床作为平车转运使用时，使用方法同平车操作流程。

第六节　辅助用具使用

一、习步架

习步架又称助步器（图10-6-1），是一种步行撑扶工具，供行动不便的病人，外伤、偏瘫病人与残疾人自行助步或四肢体力锻炼使用，适用于一般情况较好，上肢肌力正常，下肢肌力减弱的病人。

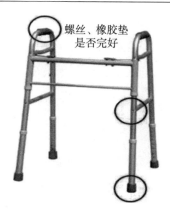

图 10-6-1　习步架

（一）评估

病人意识、平衡力，是否能进行配合；习步架是否稳定；习步架的橡胶垫、螺丝有无损坏或松动。

（二）操作程序

1. 扶握方法

（1）调节习步架高度：身体自然站立，抬头挺胸，放松肩部，双手自然下垂在身体的两侧，调节习步架下端的按钮，保持手柄高度大约与手腕痕齐平。把手放在习步架手柄上，肘关节弯曲的角度为150°。（图 10-6-2）

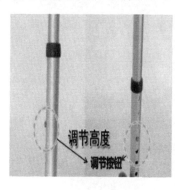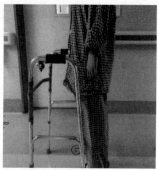

图 10-6-2　调整习步架高度，握紧两旁把手

（2）正立姿势。

2. 起立方法

（1）告知病人并取得病人同意。

（2）扶病人坐起，将病人双腿从床上移至床边，使病人顺势坐在床边，双腿下垂，等待30秒，病人无头晕不适后，护理员一手扶住病人后背部，一手为病人穿好拖鞋。

（3）将习步架打开，检查习步架是否稳定，放置在床边。

（4）护理员协助病人手扶习步架两侧扶手，搀扶病人站起，先让病人在床边站立2～3分钟（图 10-6-3）。

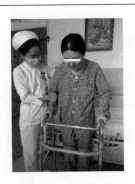

图 10-6-3　使用习步架站立

3. 行走方法

（1）病人扶习步架站立，眼睛直视前方。

（2）护理员指导病人将习步架向前移动 20cm（大约一步的距离），待习步架放稳后，先移动健腿，后移动患腿（图 10-6-4）。

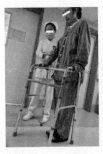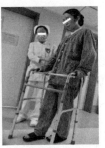

图 10-6-4　习步架行走

4. 坐下方法

（1）护理员将椅子放在病人身后，使椅子边缘触碰到病人小腿部。

（2）病人双手交替扶住椅子边缘固定椅子，然后慢慢坐下，护理员随身保护病人避免病人跌倒。（图 10-6-5）

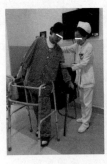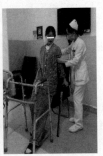

图 10-6-5　使用习步架坐下

5. 注意事项

（1）病人使用习步架下床时，需由护士进行评估，病情允许后由护士给予演示并教会病人使用后，护理员方可协助病人使用习步架活动。

（2）协助病人扶习步架站立前询问病人感受，如病人出现头晕、恶心等不适症状时，先将病人安置在床上，立即按呼叫器呼叫护士。

（3）病人使用习步架过程中，护理员必须要陪伴在病人身旁，避免病人跌倒。行走过程中如出现不适症状，应立即停止行走并及时通知医护人员。

二、手杖

手杖（图 10-6-6）为一只手扶持以助行走的工具，有单足和多足两种。单足手杖适用于握力好、上臂支撑力强的病人等。多足手杖有三足和四足之分，支撑面广且稳定，多用于平衡能力欠佳、用单足手杖不够安全的病人。

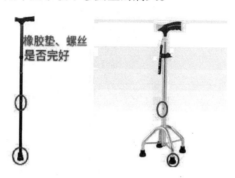

图 10-6-6 手杖

（一）评估

评估病人配合程度；检查手杖螺丝、底部橡胶垫有无损坏或松动。

（二）操作程序

1. 扶手杖站起

（1）做好准备工作，将手杖放置病人床旁。

（2）扶住病人的肩背部，协助病人坐起，双腿垂于床边，为病人穿好鞋。

（3）协助病人站立，病人健肢握手杖，放在脚尖前 10cm、再向外 10cm 处。站稳。手杖高度应是病人站立、双手自然下垂时腕横纹到地面的高度。（图 10-6-7）

病人以手臂力量支撑身体，重心放在健侧。护理员在患侧肢陪伴。（图 10-6-8）

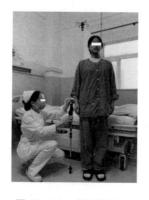 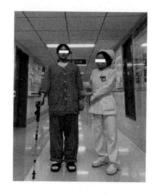

图 10-6-7 握手杖站立　　图 10-6-8 以手臂力量支撑身体

121

2.行走

病人健肢握手杖，站稳；手杖向前一步，患腿向前一步，健腿再向前一步，依次循环。（图 10-6-9）

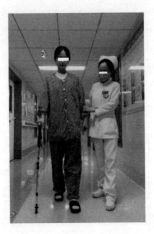

图 10-6-9　使用手杖行走

3. 注意事项

（1）病人第一次使用拐杖前，由护士给予演示，并教会病人使用。

（2）让病人在床边站立 2～3 分钟后再行走，在行走过程中如出现特殊不适，应立即停止行走并及时通知医护人员。

（3）使用手杖时为病人穿着防滑的平底鞋，以防跌倒。

（4）协助病人行走时要注意周围环境安全，地面要保持干燥。

第十一章　风险防控

教学目标	教学建议
1. 掌握：风险风控的具体内容及防范措施，在发现异常情况时，能及时地做出初步判断，及时告知护士及医师给予相应的处理，并协助医护人员给予相应的照护措施 2. 熟悉：风险防控的具体内容及预防措施 3. 了解：风险事件具体分级及初步判定	用实例讲解教学内容，加深护理员对学习内容的理解，教会护理员如何正确掌握风险防控的预防措施并能够及时告知护士及医师

第一节　保护用具的使用

一、目的

（1）保证因疾病导致的不能配合的病人的治疗和护理能顺利进行。

（2）防止精神疾病患者及认知障碍患者或者神志异常病人的兴奋、冲动行为或严重消极行为等导致个人或他人受到伤害。

（3）保证病区环境安静、舒适、有序。

二、适用人群

（1）伴有严重消极自杀之念及行为者。

（2）极度兴奋躁动及行为紊乱者。

（3）有强烈出走意图并有行为者。

（4）对各种治疗护理不合作者。

（5）严重躯体疾患伴意识不清者。

（6）木僵病人（木僵是指一种高度的精神运动性抑制状态，病人经常保持一种固定的姿势）。

（7）突发冲突、自伤、伤人、毁物者。

三、约束部位

约束部位常为人体大的关节处，如腕部、踝关节、肩关节等，主要将病人的关节固定住以限制其活动，防止病人因兴奋冲动行为发生意外。

四、评估及使用

（1）评估病人：评估病人的意识状态，肢体活动度，约束部位皮肤色泽、温度及完整性等。如病人肢体颜色变暗、发紫、变凉或者约束部位皮肤出现水泡、破溃等异常情况，需立即告知医护人员。

（2）遵从医护人员的嘱托，了解使用保护用具种类及使用时间。约束用具种类包括：约束带、球拍式约束、肩带式约束（图11-1-1）。

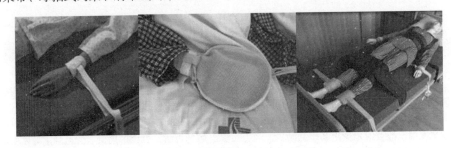

图11-1-1　约束带的形式及使用法

根据约束带功能及约束后病人可活动的范围，将约束由轻到重分为4级：

①一级约束：可以防止手抓握动作的手掌包裹式约束，上肢各关节均可以活动（乒乓球拍式或手套包裹式）。

②二级约束：进行双上肢腕部约束，双上肢无法全关节活动，可轻度活动（腕部或肘部约束带）。

③三级约束：进行双上肢约束，手掌手指部位使用乒乓球拍式或手套包裹式约束，双上肢、手掌无法全关节活动，只能轻度移动（即一级约束＋二级约束）。

④四级约束：进行双上肢约束，手掌手指部位使用乒乓球拍式或手套包裹式约束，双上肢、手掌无法全关节活动，只能轻度活动；同时肩部使用肩带约束，或增加双下肢约束，避免病人坠床或牵拉管路（约束带＋乒乓球拍等包裹式约束＋肩带）。

（3）使用保护用具时间不宜过长，病情稳定及治疗结束后，应及时解除约束，需较长时间约束者应每隔15～30分钟观察约束部位的末梢循环情况及约束带松紧程度，每2小时活动肢体或放松一次，发生异常时，及时通知医护人员处理。

（4）实施约束时，松紧度要适宜，以能伸进1～2指为宜。

（5）向病人及家属解释约束的必要性，保护用具作用及使用方法，取得配合。

五、注意事项

（1）正确使用保护用具是防止病人发生意外，确保病人生命安全而采取的必要手段，不论病人是否接受使用保护用具，使用前都应向病人及家属解释清楚。

（2）约束位置应舒适，将病人肢体处于功能位，禁止将病人上肢翻至头部上方。常见的功能体位有：

①肩关节：外展45°、前屈30°、外旋15°。

②肘关节：屈曲90°。

③腕关节：背屈20°～30°。

④髋关节：前屈15°～20°、外展10°～20°、外旋5°～10°。

⑤膝关节：屈曲5°～10°或者伸直180°。

⑥踝关节：可屈曲5°～10°。

（3）约束只能作为保护病人安全、保证治疗顺利的手段，不可作为惩罚病人的手段。

（4）约束病人时，要注意自己的言行及态度，不要当着病人及家属的面说"我要把你约束起来"等刺激性语言，以免激惹病人或者因恐惧而做出冲动的行为。

（5）随时关心病人冷暖，做好基础护理，如洗漱、料理卫生，及时清理脏、湿的被褥及床单，保持病人床单位的清洁、干燥、舒适，防止压疮发生。

（6）保护用具应定时、及时清洗更换，保持清洁。

第二节　跌倒及坠床的预护和处理

一、目的

防范与减少病人跌倒、坠床及其他事件发生，保证病人诊疗过程安全。

二、适应人群

（1）近年曾有不明原因跌倒经历者。

（2）意识障碍、活动障碍、肢体偏瘫者。

（3）视力障碍者：单盲、双盲、弱视、青光眼、白内障、眼底病等。

（4）年龄小于 10 岁或大于 65 岁者。

（5）体能虚弱者：生活部分自理，白天过半要卧床或轮椅。

（6）头晕、晕眩者、直立性低血压。

（7）受药物影响者：散瞳药、镇静安眠药、降压利尿药、降糖药、麻醉止痛药等。

（8）医护人员评估后为高危人群的病人，需高度重视。

三、跌倒的高危场所因素

（1）高危场所：床旁、卫生间、浴室、走廊。

（2）高危时间：夜间、晨间。

（3）高危环节：无人陪伴，自行活动。

四、预防跌倒及坠床措施

（1）保持床单元及病室内安全、无杂物、地面干燥，避免湿滑。

（2）告知病人下床活动的动作宜缓慢，先在床边坐 5～10 分钟，无头晕等不适症状后再下地活动，以防止直立性低血压的发生。下床活动"三部曲"：床上坐起 30 秒，坐在床沿双腿下垂 30 秒，床旁站立 30 秒，无不适症状方可下地活动。

（3）病人穿着防滑拖鞋，避免穿着过于宽大的衣服，协助病人穿着合体的衣物。

（4）病人烦躁不安或意识不清时，应上保护性约束并使用床挡；对反应迟钝者，夜晚间应加强看护并使用床挡。

（5）病房内保持光线充足，夜晚间避免走道灯过暗。熟悉病房安全设施及呼叫按钮。

（6）病人在下床活动时，需全程陪伴。

（7）夜间休息时，将病人的床当上好，休息在病人的床旁两侧，禁止睡在床尾。

（8）严禁病人站立、跪在床上，例如站在床上穿衣穿裤等行为，防止坠床。

五、跌倒及坠床的处理

（1）病人不慎跌倒或坠床时，应立呼叫即通知医务人员。

（2）等待医护人员到场后，进行初步判定，协助医护人员把病人搬至抢救室或病床上。

（3）协助医护人员查找病人家属的联系方式。

（4）一对一的护理员必须陪同病人外出进行检查。一对二或者一对多的护理员需经医护人员评定后，决定是否需要护理员陪同外出。

第三节　压力性损伤的预护和照护

一、目的

减轻局部压力，促进血液循环。适用于长期卧床，年老、体弱、生活不能自理的病人。

二、压疮的好发部位

压疮好发于受压和缺乏脂肪组织保护、肌层较薄或无肌肉包裹的骨隆突处，并与卧位密切相关（图 11-3-1）。

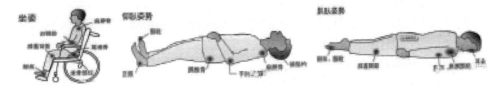

图 11-3-1　压力性损伤常见部位

（1）仰卧位：好发于枕骨粗隆、肩胛部、肘部、脊椎体隆突处、骶尾部、足跟，尤其好发于骶尾部。

（2）侧卧位：好发于耳廓、肩峰、肘部、髋部、膝关节的内外侧、内外踝。

（3）俯卧位：好发于耳廓、面颊、下颌部、肩峰、女性乳房、肋缘突出部、男性生殖器、髂前上棘、膝部、脚趾。

（4）坐位：好发于坐骨结节、肩胛骨。

（5）医疗器械相关压力性损伤：留置胃管胶布固定损伤鼻孔、监护仪导联线压伤皮肤、无创呼吸机面罩损伤面部、吸氧管损伤耳廓、气管切开套管固定带损伤脖子位置等。

三、预防压力性损伤的注意事项

（一）避免局部组织长期受压

（1）定时翻身：一般 2 小时翻身一次，定期观察皮肤：更换体位后，皮肤压红是否在半小时内恢复，如果半小时内未恢复，需缩短翻身间隔为 1 小时甚至 30 分钟翻身一次。翻身时避免拖、拉、推等动作，防止擦破皮肤。

（2）保护骨隆突处：可以使用海绵垫、软枕等用品将易受压的骨隆突处架空，以减轻对其的压力。

（3）对使用石膏、夹板和绷带等固定的病人，应随时仔细观察局部皮肤和肢端皮肤的情况，如出现紫色、红斑、水肿、皮肤温度降低等情况，应立即告知医护人员。观察内衬垫是否柔软、平整、松紧适度；如发现石膏绷带过紧或凸凹不平，立即通知医师护士，及时调整。

（4）病情允许的情况下，病人可使用 30° 侧卧位，避免长时间摇高床头大于 30° 体位、半坐卧位和 90° 侧卧位（图 11-3-2）。

（5）可在床上自行翻身的病人，护理员注意观察习惯性卧位方向及时间，观察侧卧位髋部皮肤的变化。皮肤有色素沉着及陈旧压疮的病人，要区分色素沉着和压力性损伤（图 11-3-3），及时上报护士查看。

（6）在经常受摩擦力与剪切力的骨隆突处，医护人员会使用泡沫敷料或水胶体进行保护，翻身活动等行为时，注意防止敷料的卷边或者脱落。

（7）若预防性敷料破损、错位、松动或过湿，应及时告知医护人员予以更换。

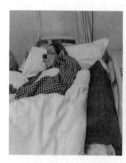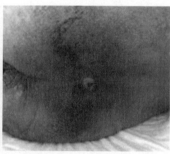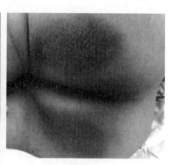

图 11-3-2　侧卧位　　　　　图 11-3-3　压力性损伤与色素沉着

（二）避免局部潮湿、摩擦和排泄物的刺激

（1）随时保持床单和被服的清洁、干燥、平整、无皱褶。

（2）随时保持病人皮肤清洁、干燥。对大小便失禁、出汗及分泌物多的病人要及时擦洗、擦干皮肤，及时为病人更换清洁、干燥的衣裤和被服。

（3）避免病人直接卧于橡胶单或塑料单上，以防刺激皮肤。

（4）使用便盆时应协助病人抬高臀部，不可硬塞、硬拉；不可使用裂损的便器，以免擦伤皮肤。

（三）促进受压部位的血液循环

经常检查受压部位，每日用温水擦澡、擦背，以促进血液循环。

四、压伤的分期及照护要点

护理员应初步掌握压疮的分期表现，以及时发现病人皮肤变化，配合护士进行恢复照护，促进压伤愈合。对于已经出现皮肤损伤的病人，最基础的照护要点是减少受损皮肤部位的受压时间。

（1）1 期：局部皮肤完好，出现压之不变白的红斑（红斑不褪色）（图 11-3-4）。

处理：护士给予水胶体敷料或者泡沫敷料保护，协助病人翻身活动时，要避免拖拽等行为，确保敷料固定在位，减少受压。

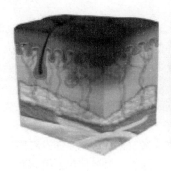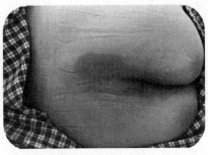

图 11-3-4　1 压力损伤

（2）2 期：部分真皮层缺失，创面呈粉红色，无腐肉；也可表现为完整的或破损的浆液性水疱（图 11-3-5）。

处理：护士处理完创面或者水泡后，会给予水胶体敷料或者泡沫敷料保护，护理员协助病人翻身活动时，避免拖拽等行为，确保敷料固定在位。如病人主诉疼痛、敷料渗出较多时，立即告知医护人员给予相应的处理。

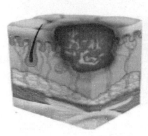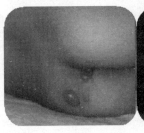

图 11-3-5　2 期压力性损伤

（3）3 期：全层皮肤缺失，可见皮下脂肪，但骨、肌腱、肌肉未暴露，可见腐肉，未掩盖组织缺失的深度，可见潜行或窦道（图 11-3-6）。

处理：医护人员处理完创面后，会给予相应的敷料填塞和外敷，其照护要点同 2 期压伤。

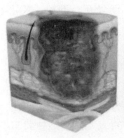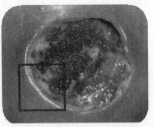

图 11-3-6　3 期压力性损伤

（4）4 期：全层皮肤或组织的损失，伴骨骼、肌腱或肌肉的暴露。可见腐肉或焦痂覆盖创面，通常会有潜行或窦道（图 11-3-7）。

处理：医护人员会处理完创面后，给予相应的敷料填塞和外敷，其照护要点同2期压伤。

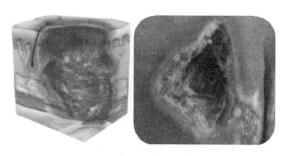

图 11-3-7　4 期压力性损伤

（5）不可分期：全层皮肤缺失，创面基底部覆盖有腐肉（呈黄色、棕褐色、灰色或绿色）或/和结痂（呈棕色、棕褐色或黑色）。除非去除腐肉或结痂，否则无法判断真实的深度，也无法分期（图 11-3-8）。

处理：医护人员处理完创面后，会给予相应的敷料填塞和外敷，其照护要点同2期压伤。

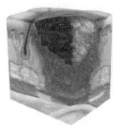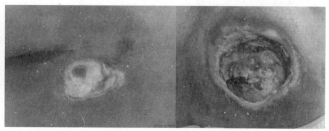

图 11-3-8　不可分期

（6）深部组织损伤：在皮肤完整且褪色的局部区域出现紫色或栗色，或形成充血的水疱，此部位与其他部位相比，先出现疼痛、发硬、糜烂、松软、发热或发凉（图 11-3-9）。

处理：护士会给予泡沫敷料保护，协助病人翻身活动时，避免拖拽等行为，局部出现破溃、渗出及时上报医护人员。

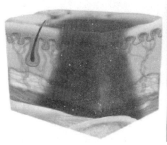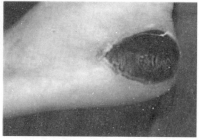

图 11-3-9　深部组织损伤

第四节　管路滑脱的防范

一、管理滑脱的危害

给病人造成的意外伤害，增加住院天数及医疗费用，甚至危及病人生命，产生医疗纠纷。

二、管路滑脱常见原因

（1）导管固定不妥，连接不紧密，固定带不合适或太松。

（2）病人对自身留置导管不了解，在扰痒或活动时不小心拔出。

（3）留置导管影响舒适，病人不理解、不配合，自行拔管。

（4）病人意识不清，躁动、无约束措施，导致管路滑脱。

（5）翻身、移动病人时，活动幅度大，导管受牵拉。

（6）置管时间长，置入导管数量多、种类多。

（7）夜晚间、晨间患者意识未完全清醒时易发生。

三、管路滑脱防范措施

（1）了解常见的管路种类：

①一类导管：气管插管、气管内套管、脑室引流管、三腔两囊管、胸腔闭式引流管、T型管、腹腔引流管、深静脉置管、伤口引流管、膀胱引流管。

②二类导管：导尿管、胃管/鼻饲管、静脉留置针。

③三类导管：输液管、鼻氧管。

（2）医护人员会清晰标识管路名称，并在床尾悬挂防止管路滑脱的标识警示牌（图11-4-1）。护理员需了解病人身上所有导管所在部位及正确的固定方式。

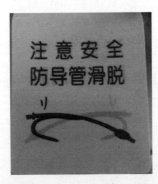

图 11-4-1　管路滑脱高危警示牌

（3）护理员协助护士做好固定管路皮肤的护理，保持皮肤清洁、干燥，有利于固定。禁止私自擦拭、揭除固定敷料等处理措施。

（4）协助病人翻身、下床、排便，需搬移、因卧床改变等时，应注意保护各种管路，防止滑脱、打折或受污染。

（5）对于意识清楚的病人，要告知其管路的重要性，向其解释脱管后的危险性。

（6）管理固定出现异常，置管部位出现红肿、疼痛、渗血、渗液等时，应及时通知医务人员，切勿自行处理。

（7）一旦发生管路滑脱，应第一时间通知医护人员，迅速采取补救措施，避免对病人身体健康的损害或将损害降至最低。

第五节　噎食及误吸的防范

一、容易引起噎食及误吸的人群

（1）咀嚼功能不良，进食大块食物、进食速度快、进餐时情绪激动，未嚼碎食物就下咽。

（2）老年人、脑血管意外后遗症病人，咽反射迟钝，容易造成吞咽动作不协调而噎食。

（3）慢性病者、精力衰退者、身体虚弱者，特别是咳嗽者、说话无力者、卧床喂食者。

二、引起噎食及误吸的食物

（1）圆形、滑溜或者带黏性食物如汤圆、糯米糍、面包、水煮蛋、豆子等。

（2）大块食物：肉类、地瓜、馒头、包子等。

（3）带骨刺的食物：鱼、大块排骨等。

（4）松脆的食物：饼干、干蛋糕。

（5）混合质地的食物：汤泡饭、细碎肉粥。

三、噎食及误吸的防范措施

（1）进食时避免病人谈笑、说话，以免其注意力不集中。

（2）食物宜软、小、碎。

（3）进食宜慢，小口吞咽。

（4）喂食时观察病人完全咽下口腔内的食物，方可送入下一口食物。

（5）进餐时，床头始终保持抬高 30°～45°（图 11-5-1），并在进餐后半小时内仍保持半卧位。

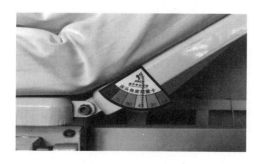

图 11-5-1　床头角度尺

（6）一旦病人发生呼吸困难、面色发绀、双眼直瞪、双手乱抓或抽搐等临床表现时，需立即停止进食，立即呼叫医护人员，采取抢救措施，避免对病人身体健康的损害或将损害降至最低。

（7）了解应急处理措施，可以通过拍背法及海姆立克急救法来进行急救。

①拍背法：病人取站位或者坐位，弯腰伸颈，救助者用力拍打其背部两肩胛骨间数次。

②海姆立克急救法：对意识尚清醒的病人，可采用立位或坐位，救助者站在病人背后，双臂环抱病人，一手握拳，使拇指顶住病人腹部正中线脐上部位，另一只手的手掌压在拳头上，连续快速向内、向上推压冲击 5 次。若异物未咳出，重复冲击若干次。对昏迷的病人，使病人处于仰卧位，救助者骑跨在病人身上，双手掌根部放在病人中上腹部，用力向头部方向快速冲击 5 次。若异物未咳出，再重复冲击若干次。

第六节　烫伤的防范

一、防范烫伤的目的

（1）及时发现病人烫伤的高危因素，采取有效措施尽可能减少烫伤的发生，可保障病人安全，减少医疗纠纷。

（2）及时、正确处理病人的烫伤情况，减轻病人痛苦，防止并发症的发生，提高病人的生活质量及满意度。

二、易烫伤的高危人群

婴幼儿、老年人、意识障碍者、视力障碍者、感觉减退者、昏迷病人、麻醉未清醒病人、循环不良病人。

三、防范烫伤注意事项

（1）病区内有防范烫伤的警示标识的，护理员应协助病人回避。

（2）护理员严格遵守微波设备使用时的操作注意事项。容器盛放热汤时应适量，端起时应垫布，并提醒病人注意。协助病人打饭打水，禁止病人饮食过热的水或者食物。谨慎使用热水袋或者化学加热装置。

（3）将热水瓶妥善放置于床头柜下方的暖水瓶专用区域内，防止倾倒；或者放在平坦的桌面上，尽量使用安全型热水瓶，防止烫伤病人。

（4）浴室标有醒目的冷、热水开关标记，有加热功能的设备有提醒标志。

（5）护理员、病人及家属不可擅自使用热水袋及热宝等取暖设施，必要时在医护人员指导下使用。

（6）护理员在为病人洗脚时，水温可在 40℃左右，中途加热时水需要将病人脚抬离水面，待加入的水充分混匀后再协助病人继续泡脚。糖尿病病人末梢感知功能减退，不能只询问病人对水温的感觉，必要时去护士站拿取水温计进行测量。

（7）病人发生意外烫伤事件后，应立即通知护士，先进行冷敷，再听从医护人员的治疗护理。

（8）对于评估曾经有过烫伤史的病人、高危病人，护理人员会在床尾悬挂防烫伤的标识。护理员按照医护人员的指导进行针对性照护。

四、住院病人烫伤应急预案及程序

（1）使用热水袋：应先检查热水袋有无漏水，袋塞是否密封，水温是否适宜（热水袋内放置 1/3 冷水、2/3 热水，水温一般在 60～70℃），对老年人，小儿，昏迷者，用热部位知觉迟钝、麻痹者，麻醉未清醒者，水温应调至 50℃，且不宜使用化学加热袋。热水袋一定要加布套或包裹后才可使用，切勿直接接触病人皮肤。连续使用热水袋保温者，每 30 分钟检查水温，用热部位皮肤情况，及时更换热水。

（2）浴室冷、热水开关标识应醒目，护理员在协助病人沐浴时，应先开冷水，再开热水，水温一般维持在 41～46℃，新生儿沐浴时水温维持在 38～41℃，以手肘或手腕内侧试水温及严防烫伤。

（3）护理员协助病人进食/鼻饲、人工喂养新生儿或婴儿时，应先调试食物温度（以水温计测量温度），食物温度应为 38～40℃。

（4）住院病人使用热水袋等取暖发生烫伤后，立即取走引起烫伤的物品（热水袋、电暖炉等），并通知医护人员。协助医护人员尽快脱去热水浸渍的衣服，用自来水冲洗烫伤部位，或使用浸湿的毛巾湿敷，必要时按照医务人员要求进行冰敷，减轻病人疼痛和损伤。

（5）烫伤处皮肤发生水泡时，护理员不要弄破水泡，医护人员根据水泡大小进行相应的处理（大的水泡经消毒后，用无菌注射针头将水泡刺破，用注射器抽尽其内液体），护理员应保证烫伤部位不受压，避免局部缺氧加重二次损伤。水泡干燥后，不要将瘢痕撕除。

第七节　防范走失

一、易走失人群

痴呆症患者、患有精神疾病者、抑郁症患者、听力/视力障碍者、不配合治疗者、儿童、老年病人。

二、走失的防范措施

（1）护理员不得私自离开病区，因特殊事项离时，必须向责任护士报告，征得同意后方可离去。时间控制在 30 分钟内，长于 1 小时时必须上报护理员所在公司领导，安排替补人员。

（2）协助病人穿病号服，佩戴信息齐全的腕带，出院前不得摘除。

（3）服从科室规定，不私自带病人在病区外活动。

（4）病人外出检查治疗时，护理员必须全程陪同。

（5）在医护人员评估有走失风险的情况下，禁止病人独处或外出，陪护床要紧贴病床，以防病人起床未能及时发现。

（6）了解病人的心理状态及对治疗的配合度，及早发现病人自行出走的倾向。

（7）一旦发现病人走失，立即通知医护人员，迅速有效地找寻病人，以争取在最短时间内找回病人，尽量减少病人走失后损伤。

第八节　其他意外事件照护

（1）看管好病人的所有物品，尤其是眼镜、假牙、助听器、拐杖等私人物品，防止发生丢失。如病人牙齿脱落，上报医护人员查看后，妥善保管，出院时交给病人/家属。

（2）病人进行输液治疗期间，严密观察穿刺部位有无肿胀发红、疼痛，输液速度是否过快，输液管路是否打折，管路是否有空气等，如有异常需立即告知医护人员。拔除穿刺针后需按压穿刺点 5 ~ 10 分钟，勿揉，防止发生出血或者皮下瘀血。

（3）禁止自行移动、调试病人所有的医疗仪器设备，如吸氧流量、血压袖带、输液泵等。

（4）在给予病人进行修剪指甲的时候，动作要轻柔，可于先进行温水浸泡，再进行修剪，防止病人发生疼痛或者皮肤损伤。

（5）整齐有序地放置病人物品，发现病人有剪刀、水果刀等利器，应妥善保管，防止病人自杀、自伤或伤及他人。

（6）协助带管路的病人更换体位后，应查看管路固定及开放情况，特别注意尿管夹子是否打开，防止出现尿管夹闭膀胱长时间过度充盈。

（7）检查病室内的设备如窗户、窗纱、输液架、滑轨、监护仪架是否出现松动，如有则及时上报医护人员进行维修，防止发生意外。

（8）观察病人肢体有无碰触床挡等造成皮肤损伤（图 11-8-1）。

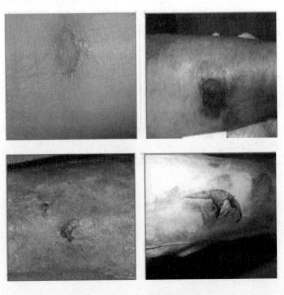

图 11-8-1　皮肤撕裂伤

第十二章　常见症状的识别及照护

教学目标	教学建议
1. 掌握：温水擦浴的顺序；叩背排痰的方法及禁忌证	1. 讲解、视频与实操相结合
2. 熟悉：冰袋物理降温的部位及注意事项	2. 重点：强调实操过程中的关键点及注意事项
3. 了解：发热的临床表现，预防跌倒的注意事项	3. 实操练习：温水擦浴的顺序；叩背的方法

第一节　发　热

一、定义

在致热源作用下，或各种原因引起体温调节中枢功能紊乱，使机体产热增多、散热减少，体温升高超出正常范围，称为发热。

二、发热的过程及临床表现

（一）体温上升期

主要表现为皮肤苍白、干燥，畏寒或寒战，口唇发绀，自觉外界非常寒冷。此时应注意给予病人保暖，如增加衣物或盖被子。

（二）高热期

主要表现为皮肤潮红而灼热、呼吸加速、头痛、烦躁和口渴等。此时病人可能少量出汗，仍需注意保暖。

（三）体温下降期

主要表现为出汗多，皮肤潮湿。应及时协助病人更换被服衣物。

三、发热的照护

（一）药物降温

药物降温是通过机体的蒸发散热而达到降温的目的。护士给予病人药物降温后，护理员应密切观察病人体温变化，体温下降并大量出汗时，应立即给予病人更换衣物或被罩，防止因出汗后衣物及被褥潮湿而受凉，同时警惕发生虚脱和休克，如出现心率快、血压低等表现时应立即通知医务人员。

（二）冰袋物理降温

（1）位置：前额、腋窝、腹股沟及腘窝等血管丰富处。不能直接将冰袋置于病人的身体上，应使用小毛巾等包裹后，再进行冰袋降温（图 12-1-1，图 12-1-2）。

（2）时间：每次放置时间不超过 30 分钟，以免局部冻伤。长时间使用者，应休息

60分钟后再使用，给局部组织复原的时间。

（3）询问病人的感受，观察冰袋及皮肤情况，及时更换融化后的冰袋。每10分钟观察用冷疗法部位皮肤状况，如出现皮肤苍白、青紫或有麻木感，应立即停止使用。放置冰袋过硬，造成压力性损伤。

（4）化学冰袋使用前应检查有无破损，防止破损后化学物质渗漏，造成皮肤损伤。

（5）观察降温效果，一般体温降温后不宜低于36℃，如有异常及时报告。

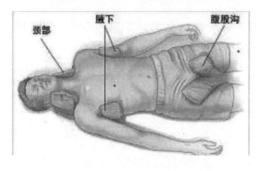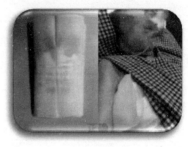

图12-1-1　冰袋放置位置　　图12-1-2　冰袋外裹毛巾

（三）温水擦浴

体温高于37.5℃时，护士遵医嘱给予温水擦浴降温。护理员协助准备温水，摆放体位，准备好毛巾、盖单及替换衣物，擦浴过程中协助变换体位。温水擦浴的禁忌部位：枕后、耳廓及阴囊处、心前区、腹部、足底。

（1）温度：32～34℃。

（2）擦浴顺序：

①双上肢：侧颈、肩、上臂外侧、前臂外侧、手背；再侧胸、腋窝、上臂内侧、肘窝、前臂内侧、手心。同法擦拭对侧上肢。

②背部：擦拭颈下肩部、背部、臀部。

③双下肢：髋部、下肢外侧、足背；腹股沟、下肢内侧、内踝；臀下沟、下肢后侧、腘窝、足跟。同法擦拭对侧下肢。

（3）腋窝、肘窝、手心、腹股沟、腘窝处稍用力擦拭，并延长擦拭时间，以促进散热。温水擦浴过程不超过20分钟，以免病人着凉。擦拭过程中观察病人的耐受度。擦浴后应注意观察病人皮肤表面有无发红、苍白及出血点。

（四）冰毯机降温

主要用于全身降温，适用于顽固性高热不退的病人。

（1）协助护士放置毯面，铺于背部至臀部（单层吸水性强的床单之下），不放置其他任何隔热物品，以影响降温效果。观察毯面是否漏水，一旦有漏水，及时上报医护人员，并协助立即更换，以免引起病人的不适。

（2）观察电源点连接，保证设备正常运转。

（3）观察水位线是否合适，及时提醒护士加水。

（4）注意传感器是否脱落，防止医疗器械相关性压疮的发生。

（5）关注病人体温变化及主诉。

第二节　咳嗽、咳痰

一、咳嗽

咳嗽是人体清除呼吸道内的分泌物或异物的保护性呼吸反射动作。观察病人咳嗽的时间及持续时间，教会病人用纸张捂住口鼻或者用肘部遮挡。当病人咳嗽剧烈、时间长以至于影响休息时，及时上报医务人员。

二、咳痰

咳痰是通过支气管平滑肌的收缩、支气管黏膜上皮细胞的纤毛运动及咳嗽反射将呼吸道分泌物排出体外的动作。正常痰液呈白色或灰白色，较稀薄，量少，无味。护理员应注意观察每次病人咳痰的时间、量、颜色、气味，出现除正常痰液以外的任何情况，都应及时通知医务人员。

促进排痰方法见第八章第三节"痰液的观察及照护"。

三、咳嗽咳痰的照护

（1）观察病人咳嗽的时间、是否好转或者加剧，及时上报医护人员。

（2）在护士指导下，协助病人按时服用止咳药，并观察是否有并发症。常见止咳药有甘草口服液、复方鲜竹沥液、肺力咳、奥亭等。止咳药应在本顿药的最后服用，服用后半个小时再饮水，以免冲淡口咽部药物，降低服药效果；奥亭服用后容易犯困，应防止病人跌倒。

（3）观察病人血压、血氧饱和度等生命体征变化，如有异常及时通知医护人员。

第三节　心　悸

心悸是一种自觉心脏跳动的不适感或心慌感。常见于神经官能症、心律失常、甲状腺功能亢进等。

一、临床表现

心悸严重程度与病情不一定呈正比，初发者较为敏感，安静、紧张、注意力集中时心悸明显，持续较久者因逐渐适应而减轻。心悸一般无危险性，但少数由严重心律失常所致者可发生猝死。常表现为心慌剧烈、心搏不安、不能自主。一过性、阵发性或持续较长，或数日发生一次。常见胸闷气短、神疲乏力、头晕喘促，甚至不能平卧，以致出现晕厥。

二、照护要点

（一）休息与活动

严重者应绝对卧床休息，观察病人有无缓解。避免左侧卧位，以减轻心悸感。宜采取半卧位休息。

（二）心理疏导

关注病人主诉，指导病人学会自我放松，如深呼吸、放松肌肉、听音乐、看电视、与病友聊天等，保持情绪稳定，以减轻或避免心悸发生。

（三）吸氧

对发生心律失常的病人，督促病人遵医嘱接受吸氧。

（四）跌倒的预防

护理员不能离开病人，防止跌倒及其他意外的发生。

（五）饮食

宜清淡，少量多餐，避免过饱及进食刺激性食物，戒烟，禁饮浓茶、酒及咖啡。

第四节　腹　泻

腹泻是指排便次数增多，粪质稀薄，或带有黏液、脓血或未消化的食物。如解液状便，每日 3 次以上，或每天粪便总量大于 200g，其中粪便含水量大于 80%，则可认为是腹泻。腹泻分为急性与慢性 2 种，超过两个月者属于慢性腹泻。

一、腹泻分类及临床表现

（一）急性腹泻

起病急骤，病程较短，多为感染或食物中毒所致。抗生素相关性腹泻也属于急性腹泻。伴随腹痛，每天排便可达 10 次以上，并引起脱水、电解质紊乱，甚至危及生命。常见黏液血便或脓便，暗红色或果酱样，大量水样或米泔样。

（二）慢性腹泻

起病缓慢，病程较长，见于消化系统疾病及神经功能紊乱。可呈持续性或间歇性，一般每天排便数次，长期腹泻可致营养缺乏、贫血、体重减轻。表现为稀便，也可带黏液、脓血。

二、照护要点

（一）心理护理

急性腹泻病人没有心理准备，容易恐慌；慢性腹泻影响人的工作、社交，易产生焦虑、自卑心理。护理员及时协助病人清洁腹泻污物，维护病人自尊。

（二）生命体征观察

观察病人心率、血压等变化；有无口渴、口唇干燥、皮肤弹性下降、尿量减少、神志淡漠等脱水表现；有无肌肉无力、心律失常等低钾血症的表现等。发现异常及时上报医护人员。

（三）休息与活动

急性腹泻导致病人体力下降，嘱病人多休息，可用 50℃左右热水袋进行热敷，以减少肠道运动，减少排便次数，利于减轻腹痛等症状。密切关注病人热敷处皮肤状况，防止烫伤。慢性轻症者可适当活动。

（四）饮食

腹泻病人饮食应以营养丰富、少纤维、低脂肪、易消化食物为宜，适当补充水分和食盐，忌食生冷、产气及刺激性食物，以免刺激肠黏膜引起肠蠕动亢进进而加重腹泻。对急性腹泻者应根据病情和医嘱，给予禁食或行流质、半流质或软食，待病情好转后鼓励病人逐渐增加食量。

（五）保护肛周皮肤

因粪便频繁刺激肛周皮肤，可致失禁相关性皮炎，引起糜烂及感染，应协助病人进行排便后的清洗及保护，肛周皮肤异常时及时上报护士，及早采取有效干预措施减少皮肤受损。具体照护要点见第八章第二节"排尿排便观察及照护"。

第五节 头 晕

头晕是指以在行立坐卧等运动或视物之中间歇性地出现自身摇晃不稳的一种感觉。常见于神经系统病变、耳部疾病、眼源性疾病、心血管疾病（高血压、低血压、心动过速、房室传导阻滞）、中毒性疾病（急性发热性疾病、尿毒症、严重肝病、糖尿病）、头部或颈椎损伤后以及晕动病。

一、头晕临床表现及伴随症状

（1）旋转感：周围景物／自身转（旋转性头晕／眩晕）。

（2）摇晃感：左右摇摆，腾云漂浮，乘电梯样。

（3）变换体位感（位置性）：起立／卧倒头晕或黑矇。

（4）步态不稳感：不平衡感或不稳感，似踩棉花包感。

（5）伴耳鸣、听力下降，伴恶心、呕吐。

二、头晕照护

（1）了解病人头晕发作时间及持续的时间、伴随症状，及时通知医护人员。

（2）头晕发作时，嘱病人绝对卧床休息，避免下床活动，加床挡保护，防止坠床；病人改变体位时，尤其是转动头部时，应缓慢；待病情稳定再下床活动，改变体位时应遵循"三部曲"，即平躺30秒、坐起30秒、站立30秒后再行走，避免因突然改变体位而致头晕发生跌倒。

（3）协助护士督促病人按时服用止晕药物，观察用药后的反应及效果。

（4）鼓励病人进食流质食物或软食，少量多餐；头晕导致呕吐剧烈或拒绝进食的病人，应及时告知医务人员。

（5）在病情好转后，协助病人下床活动，如室内散步、抗阻力锻炼等，以提高病人心肺功能，有利于全身功能的恢复。

（6）保持病室地面干燥，刚清洁完地面应及时放置防滑标识（图12-5-1），将病人经常使用的物品放在容易拿取的地方，教会病人使用辅助设施，如扶手（图12-5-2）、护栏等。

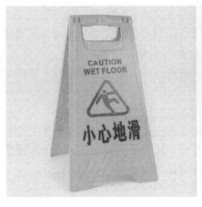
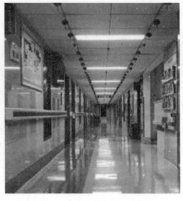

图 12-5-1　"小心地滑"标识　　　　　图 12-5-2　走廊扶手

第六节　疼　痛

疼痛是一种令人苦恼和痛苦的感觉，这种感觉大多由局部特定的神经末梢刺激引起的。是生理与心理的综合现象，其生物功能是激发个体反应，逃避外来一切有害刺激。

一、疼痛的分类

（一）急性疼痛

有明确的开始时间，持续时间较短，常用的止痛方法可以缓解疼痛，如各种创伤、手术、急性炎症或器官穿孔导致的疼痛。

（二）慢性疼痛

发病缓慢或急转缓，持续时间通常达 3 个月以上，并由于心理因素干扰使病情复杂化，临床上较难控制，如风湿性关节炎、晚期癌症导致的疼痛。

二、疼痛分级评估

见第五章第五节"疼痛"。

三、疼痛的照护

（1）倾听病人主诉，了解病人疼痛的原因、位置、持续时间，是否与体位有关，是否有影响休息及睡眠等表现。

（2）协助病人变换舒适体位，保持病室环境安静整洁。因疼痛而取被迫体位的病人，关注其受压部位皮肤，防止出现压力性损伤。

（3）对于带状疱疹、丹毒、糖尿病足坏死等导致的疼痛，告知病人需要治愈时间，心理疏导，并观察局部的皮肤情况。

（4）医务人员给予药物治疗后，观察药物治疗效果及不良反应。

①呼吸抑制：呼吸频率减慢、幅度减小等。需密切关注病人呼吸运动，观察呼吸频率（正常频率 16 ～ 20 次 / 分）及呼吸幅度（看胸廓起伏状态），如病人接受心电监护时，注意观察血氧饱和度状况，有 < 95% 或持续下降，及时告知医务人员。增加翻身、叩

背次数，鼓励病人咳嗽、咳痰。

②过度镇静：关注病人神志变化，按照医务人员指导进行必要的唤醒。

③尿潴留：多见于男性病人。观察病人排尿及尿量，若尿量明显减少及时通知医务人员。

④便秘：密切观察病人排便情况，在病情允许的情况下应建议病人多饮水，进食富含纤维素的食物。

⑤低血压：引起低血压的原因是多方面的，因此在镇痛镇静治疗期间应严格监测病人生命体征。正常血压值为 90 ～ 139/60 ～ 90mmHg，如低于正常值应及时告知医护人员。

⑥皮肤瘙痒：皮脂腺萎缩的老年病人，皮肤干燥、晚期癌症、黄疸及伴随糖尿病的病人，使用阿片类药物时容易出现皮肤瘙痒。应注意皮肤卫生，避免搔抓、摩擦、强碱性肥皂等不良刺激，选择松软的棉质内衣。清洗时水温 40 ～ 50℃即可，不宜过热。

（5）对于癌痛病人护理，详见第十五章第二节"临终病人的照护"。

第七节　意识障碍

意识障碍是指人体对周围环境及自身状态的识别和察觉能力障碍的一种精神状态，严重的意识障碍表现为昏迷。

一、临床表现

（一）嗜睡

病人精神萎靡，动作减少，表情淡漠，常处于持续睡眠状态，可被唤醒，醒后能正确回答问题和做出各种反应，当刺激停止后很快又入睡。

（二）意识模糊

病人能保持简单的精神活动，但对时间、地点、人物的定向能力发生障碍。

（三）昏睡

病人处于熟睡状态，不易唤醒，经压迫眶上神经、摇动身体等强烈刺激可被唤醒，但很快又入睡。醒时答话含糊或答非所问。

（四）昏迷

为最严重的意识障碍，分为浅昏迷、中昏迷和深昏迷。

（1）浅昏迷：对外界刺激无任何主动反应，在强烈刺激下，如压迫眶上神经时可见痛苦表情和肢体轻微的防御反应，其他各种生理反射（吞咽、咳嗽、角膜反射、瞳孔对光反应等）存在，体温、脉搏、呼吸多无明显改变，可伴谵妄或躁动。

（2）中昏迷：对外界各种刺激或自身内部的需要不能感知。可有无意识的活动，任何刺激均不能被唤醒。

（3）深昏迷：对各种刺激皆无反应，各种生理反射消失，可有呼吸不规则、血压下降、大小便失禁全身肌肉松弛等。

（五）谵妄

表现为意识模糊、定向力丧失、幻觉、错觉、躁动不安、言语杂乱等。

二、照护要点

（1）观察病人体温、脉搏、呼吸、血压变化，见第五章"生命体征观察与照护"。

（2）保持病室清洁、安静，意识模糊、谵妄的病人不能配合治疗，照护人员需要根据病人情况协调自己的作息时间，照护期间，体力及精力不支时，及时向公司管理者反馈，给予增援或者调换，避免因照护困难致使病人发生二次伤害。

（3）其他内容见第十一章"风险防控"。

第十三章　用药安全

教学目标	教学建议
1. 掌握：服药姿势；药物保存 2. 熟悉：服药时间；服药的溶液选择 3. 了解：不同种类服药的注意事项	1. 讲解、演示与实操练习相结合 2. 强调：实操过程中操作关键点、注意事项及与病人的沟通 3. 实操练习：协助病人口服西药及中药

　　用药安全是病人治疗的保障。应及时发现用药不良反应，确保病人安全。护理员在医师、药师、护士指导下，协助护士为病人用药，是护理员日常工作的部分。

第一节　口服西药管理

一、服药时间

（1）空腹：指清晨至早餐前、餐后 2 小时或餐前 1 小时。

（2）晨服：清晨起床后服用。

（3）餐前：指吃餐前 30 分钟。

（4）餐中：进食少许后服药。

（5）餐后：指餐后 15 ～ 30 分钟。

（6）睡前：指病人以洗漱完毕，做好睡觉准备前服用。

（7）即刻服：指疾病发作时马上服用。

二、服药溶液

（1）温开水是最好的服药溶液，护理员为病人准备好温开水，嘱病人服药前先喝一口水，服药后再喝 100mL 左右的水（如果病人因疾病需要限制口入量，饮水量需要依据护士指示）。

（2）不宜使用的溶液：茶水、酸性饮料、碱性饮料、酒。病人住院期间应减少或者不摄入以上液体。

三、服药姿势

（1）最好取坐位或站姿服药。

（2）不能取坐位的病人，床头抬高 60°。

（3）服用抗胃溃疡药物时，服药后应卧床休息。

（4）喝药时不要猛仰头，避免药物进入气道。

四、服用药物注意事项

（1）吃胶囊时应先喝水，可以防黏嘴。

（2）如果胶囊黏在食管壁上，严重时可能出现溃疡。因此，服用胶囊前最好先喝少量温水或凉开水。

（3）胃药如铝碳酸镁、氢氧化铝混悬凝胶等，服药时不宜多喝水，一般只需 50mL 水送服即可，且服药后半小时内不宜喝水。

（4）吃对胃黏膜有刺激的药物时，应使药物与食物充分混合（餐后服用），以减少对胃黏膜的刺激，利于食物的消化。

（5）吃对牙齿有腐蚀作用或使牙齿染色的药物，如酸剂、铁剂，服用时应避免与牙齿接触，可由饮水管吸入，服后再漱口。服用铁剂大便会变成黑色，服用维生素 C 排尿为黄色。

（6）吃刺激食欲的药物如枸橼酸莫沙必利片等，宜在饭前服，以刺激舌的味觉感受器，使胃液大量分泌，增进食欲。

（7）喝止咳糖浆，5 分钟内别喝水。吃完药马上喝水，会把咽部药物有效成分冲掉，使局部药物浓度降低，影响药效。一般要求服完止咳糖浆、含片，至少 5 分钟内不要喝水，最好在服药半小时后再喝水。

（8）磺胺类药物：服药后指导病人多饮水，以防因尿少而析出结晶，堵塞肾小管。

（9）发汗类药如退热药物，服药后应指导病人多饮水。

（10）特殊药物如福善美，需要空腹取站立、端坐位服用。病情限制只能卧位服药的病人，服用此类药物后，应适当多喝温开水，使药物顺利进入胃内，减少在食管的残留，从而影响疗效，且刺激食管引起咳嗽或局部炎症。

（11）护理员在护士指导下协助病人按照规定时间服药，出现药物遗落、污染或者不确定因素，及时上报护士处理。病人口服药种类多时，应分口服用，避免病人大把吞咽造成噎呛。密切观察病人用药后的反应，尤其是新加药品，观察到病人有异常表现及时上报。

第二节　中药安全管理

一、代煎中药及其类型

代煎中药是由中药房代为煎熬，包装成袋的液体中药，分为口服和外用两种。

（一）门诊病人

口服药没有任何标识，外用药有红色标签"外用"，见图 13-2-1。

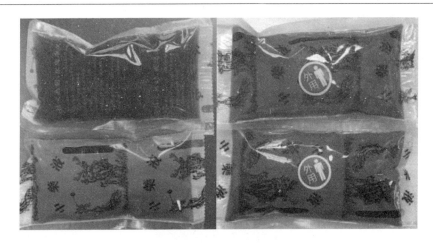

图 13-2-1 门诊水剂中药

（二）住院病房

口服药是蓝色标签，备注有"口服"字样，外用药是红色标签，备注有"外用"字样，标签上有病人信息（图 13-2-2），如果拿到的中药标签信息不全、字迹不清楚，上报护士，询问清楚，再协助病人用药。

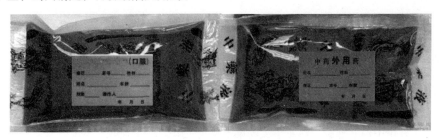

图13-2-2 住院水剂中药

二、口服中药注意事项

（1）中药液保存方法：中药液取回，放至常温后，将其放置入病房专用冰箱冷藏（禁止冷冻），外包装避免沾水，保证标签上的床号、姓名准确。

（2）按照护士指导的用药频次，协助病人服用。

（3）护理员准备好大碗/饭盒，倒入热水，将从冰箱取出的中药包放入热水中加热，中药汤液的温度应控制在 15～37℃；也可将中药倒在碗或者杯子内，使用病区公用微波炉加热（盛药的器具应符合微波炉使用要求）。

（4）禁忌食物：辛辣类、鱼腥类、发物类、生冷类、油腻类、酸涩类，不喝浓茶、饮料、咖啡等。

（5）服药时间：与西药同服应间隔 2 小时。无论是饭前还是饭后，服药与进食都应该间隔 1 小时左右。少吃寒凉性蔬菜以及水果，如雪梨、山楂、香蕉、西瓜以及柿子。

（6）添加调味品：可在苦味药液中加入蜂蜜、蔗糖等，但对黄连、胆草之类，尽量少用或不用调味品。

三、外敷中药

（一）常见类型

包括外用中药液、外用中药渣，见图13-2-3。

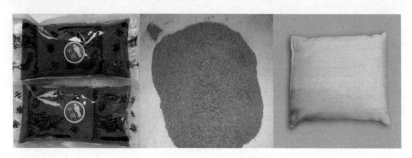

图13-2-3　外用中药类型

（二）使用方法

（1）外用中药液湿敷：使用前将中药液加热到38～40℃，将无菌纱布浸湿，拧干至不滴水，敷于不适部位。

（2）外用中药泡脚：使用前将中药加入热水中，混匀，水温在38～40℃，协助病人泡脚。

（3）外用中药渣湿敷：将中药渣加热，用纱布包好。先垫上一层毛巾，再用纱布包好的药渣热敷、湿敷疼痛、肿胀、不适部位。

（三）注意事项

（1）外敷时，协助病人取舒适体位。

（2）敷药后询问病人有无不适，并观察局部皮肤有无皮疹、水泡等过敏现象，若有过敏反应，应停止敷药。

（3）外用中药液泡脚，注意事项同第七章第三节"皮肤清洁"。

（4）外敷药包要固定好，以免药物流洒到别处。

（5）外敷部位皮肤有破损时，先咨询医务人员是否可以外敷。

（6）外用药物，严禁内服。

第十四章　急救和应急避险知识及技能

教学目标	教学建议
1. 掌握成人徒手心肺复苏操作方法 2. 掌握护理员在医疗机构内急救配合 3. 掌握灭火器的使用 4. 熟悉应急避险技能 5. 熟悉外伤处理	1. 讲解、演示与实操练习相结合 2. 强调：实操过程中操作关键点、注意事项 3. 实操练习：心肺复苏

医疗机构护理员与病人接触密切，病人出现病情变化或各种原因所致等危急重症发生时，护理员在现场能第一个做出正确的反应，并采取相应的措施，可以为其他医护人员争取宝贵时间，病人抢救成功概率会大大增加。

第一节　概　述

住院病人大多年老体弱、机体功能退化明显，或是由于急性病、意外伤害等原因入院，生活不能自理，突发急症或意外可能随时发生。护理员在日常照护时，掌握简单易行、实用性强、不借助医疗设备的方法，在抢救病人时便能发挥积极作用，是护理员自身的价值的体现。

医疗机构护理员应当掌握病人发生危及生命的急症、创伤、中毒、灾难事故等现场应急救护，包括病情观察、前期抢救、现场紧急处理和协助转运等技能，以挽救病人生命和减少伤残。

一、现场急救的概念及目的

现场急救是指在突发急症、意外伤害或灾害事故的现场，专业人员到达之前，为伤病员提供初步、及时、有效的救护措施，包括心理支持。

现场急救的目的是挽救生命、减轻病痛、促进康复、减少进一步损伤。

二、现场救护员的基本责任

在现场的医疗机构护理员承担着救护员的任务，首先要确认并确保现场环境安全，迅速判断伤情，然后立即寻求帮助以及正确、合理地施救。

三、现场救护基本程序

应急救护时，应在环境安全的条件下，迅速、有序对伤病员进行检查和采取相应的急救措施（即 D-R-A-B-C-D-E 程序），见图 14-1-1。

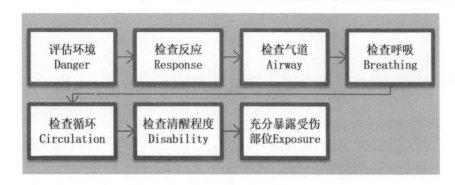

图 14-1-1　现场应急救护措施

（一）评估环境

任何条件下，救护人员都要冷静观察现场环境是否对救护者和伤病员都安全，必要时采取安全保护措施或呼叫救援。在确保安全的情况下才可以进行救护。

（二）初步检查和评估伤/病情

（1）检查反应：轻拍伤病员肩部，在耳边大声呼唤，观察伤病员（成年）是否有反应（图 14-1-2）。如果没有反应，表示意识不清，要立即呼救；如果有反应，应继续检查伤病情况，采取相应措施。

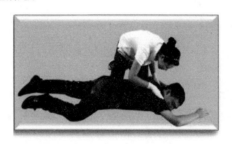

图 14-1-2　检查反应判断成人意识

（2）检查气道：对没有反应（意识不清）的伤病员，要保持其气道通畅，伤病员可因舌后坠阻塞气道，应采取仰头举颏法打开气道（图 14-1-3）。

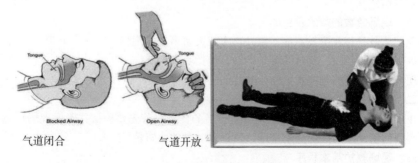

气道闭合　　　　　气道开放

图 14-1-3　仰头举颏法打开气道

（3）检查呼吸：保持伤病员呼吸道通畅，用扫视方法判断伤病员有无呼吸，检查时间约 10 秒（图 14-1-4）。其余知识内容见第五章第三节。

（4）检查循环：发现伤病员无呼吸或叹息样呼吸，应立即进行心肺复苏。有呼吸者继续检查伤病情况，注意有无外伤及出血，采取相应救护措施，安置伤病员于适当体位，如有严重出血，应立即止血。急救时检查循环通常是触摸颈动脉（图14-1-5）。其余知识内容见第五章第二节。

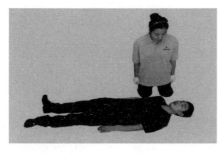 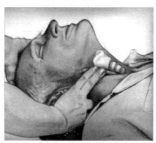

图 14-1-4　检查呼吸　　　　图 14-1-5　触摸颈动脉检查循环

（5）检查清醒程度：抢救过程中，随时检查判断伤病员清醒程度。

①完全清醒：眼睛能睁开，能正确回答问题。

②对声音有反应：对大声呼唤有反应，能按指令动作。

③对疼痛有反应：对呼唤无反应，对疼痛刺激有反应。

④完全无反应：对任何刺激都没有反应。

（6）充分暴露检查伤情：在伤病员情况较平稳，现场环境许可的情况下，充分暴露受伤部位，进一步检查和处理。

第二节　心肺复苏

一、心肺复苏概述

心肺复苏（CPR），是针对呼吸、心搏停止的危重病人所采取的，合并使用人工呼吸及胸外按压来进行急救的"救命技术"。心肺复苏的目的是开放气道，重新建立呼吸和循环。

（一）心肺复苏的意义

当人体因呼吸、心搏终止时，心脏、脑部及器官组织均将因缺乏氧气的供应而渐趋坏死，可以发现伤者的嘴唇、指甲及颜面的肤色由原有的正常肤色逐渐变为深紫色，而眼睛的瞳孔也逐渐扩大，胸部的起伏及颈动脉的跳动随之停止。在4分钟内，人体肺与血液中原有的氧气尚可维持供应，所以应该尽早给予心肺复苏，可保护脑细胞不受损伤而完全复原；在4～6分钟，则视情况不同，脑细胞或有损伤的可能；6分钟以上则脑细胞一定会有不同程度的损伤；而延迟至10分钟以上则肯定会造成脑细胞缺氧性坏死。因此，伤者呼吸、心搏停止时，"时间就是生命"。

（二）心肺复苏适应证

当伤病员各种疾病（如心脏病、高血压）、意外事件（如：车祸、溺水、各种中毒、异物梗阻）导致呼吸、心搏停止，在专业人员到达之前，护理员若能争分夺秒，抓住有利时机，进行心肺复苏术，维护脑细胞及器官组织使之不致坏死，从而挽救病人生命。

心肺复苏技术包括胸外心脏按压和人工呼吸，护理员应掌握成人徒手心肺复苏。

二、"生存链"的概念

"生存链"是指从第一反应者发现伤病者开始，到专业急救人员到达现场进行抢救的一系列有序的救护措施，是挽救护救生命的一条"链"。如果"生存链"的每一环都坚固地连接起来，伤病员的生存概率就大大增加。

三、徒手心肺复苏操作步骤

基础生命支持是一系列复苏操作，包括对呼吸、心搏的判断，呼救，实施基本的循环、呼吸支持和电除颤等。心脏复苏程序是 C—A—B，流程见图 14-2-1。

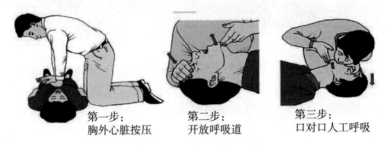

第一步：　　　　第二步：　　　　第三步：
胸外心脏按压　　开放呼吸道　　　口对口人工呼吸

图 14-2-1　CPR 程序

成人徒手心肺复苏操作步骤及说明见表 14-2-1。

表 14-2-1　成人徒手心肺复苏

操作步骤	操作说明
评估环境	看到病人发生意外，首先评估环境，做好个人及病人的保护
判断伤病员意识、呼吸状况	①判断意识： 轻拍重唤（拍肩、在双耳边大声呼唤）："喂！你怎么啦？喂，你醒醒！" ②判断呼吸： 用扫视方法判断伤病员有无呼吸 检查时间约 10 秒（1001、1002、1003…）
启动急救系统	若无意识（反应）无呼吸则高声呼救："快来人呀，病人晕倒了！" "你，快去帮我找医务人员！然后告诉我！" （在院外："你，快拨打急救电话 120，然后告诉我！"） "我是护理员！" "附近有没有 AED，帮我拿来！" "谁会救护，来帮我！"
复苏体位	若病人是俯卧或侧卧位时，协助病人仰卧在坚硬的平面上 若病人是仰卧位，置于坚硬的平面上
胸外心脏按压	①按压位置： 两手重合，交叉相扣 掌根中点在两乳头连线的中点（胸骨下1/2处）

（续表）

操作步骤	操作说明
胸外心脏按压	②按压方法　（见图14-2-2） 上臂伸直，垂直于地面，以髋关节为支点 按压频率100～120次/分钟（01、02、03、…30） 按压深度5～6cm 按压30次 按压与放松间隔比1∶1 尽量避免按压中断 每次按压后放松，使胸廓完全回复
开放气道	仰头举颏法开放气道
清理口腔异物	观察异物，侧头取物
人工呼吸	成人口对口吹气方法捏紧鼻孔 张大口包紧其口唇 缓慢匀速吹气1秒钟吹两口气 吹气时，观察胸廓略隆起即换气时，观察胸廓回落
按压与吹气比	30∶2
心肺复苏有效指征	每5个循环评估一次自主呼吸和大动脉搏动 心肺复苏的有效指征： 颈动脉搏动 出现自主呼吸 眼球活动，出现睫毛反射，口唇、甲床转红、四肢开始活动等
复原体位	将病人翻转为侧卧位 打开气道

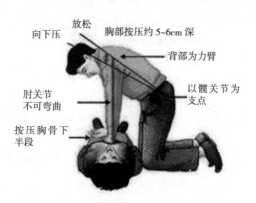

图 14-2-2　正确的按压姿势

四、高质量心肺复苏标准

为保证组织器官的血流灌注，必须实施有效的胸外按压，达到高质量的心肺复苏。

（1）按压位置必须准确，按压要快速、有力。

（2）成人按压频率100～120次/分钟。

（3）按压深度5～6 cm。

（4）每次按压后胸廓完全回复，按压与放松比大致相等。

（5）持续按压，尽量避免胸外按压的中断。

（6）避免过度通气。

五、心肺复苏终止条件

心肺复苏一经施行，便不可停止，需要检查呼吸、循环体征时，不超过 10 秒，除非出现以下情况：

（1）病人恢复自主呼吸和心搏。

（2）专业人员赶到接替。

（3）现场救护环境等原因无法继续进行心肺复苏。

六、自动体外除颤器（AED）

早期电除颤对提高心搏骤停病人的生存机会至关重要，大多数成人突发心搏骤停的原因多为心室颤动或无脉性室性心动过速，除颤器在瞬间发放出的电流通过心脏，终止心脏所有的心电活动，窦房结将首先发出规律的冲动，重新控制整个心脏搏动。每延迟一分钟除颤，复苏成功率将下降 7% ~ 10%。

AED 操作步骤，见图 14-2-2。

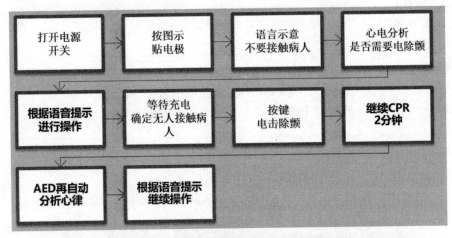

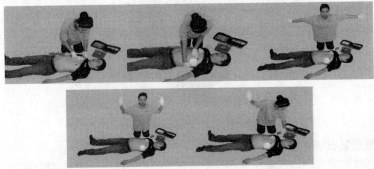

图 14-2-2　AED 使用步骤

第三节　护理员在医疗机构内急救配合

一、医疗机构护理员在应急救护中的责任

（1）发现有人突发疾病或受伤，首先应判断病人意识状态、呼吸、脉搏等生命体征，并随时观察其变化。

（2）立即呼救。在病区内，马上按响呼救器，向值班的医务人员呼救；在病区外医院内，立即向过往的医务人员呼救，或立即所在科室电话；在医院外，立即拨打急救电话120。

（3）保持病人舒适体位，不可摇晃或移动病人，以免加重病情。

（4）采取相应的初步急救措施：

①确保环境安全：如果确定救护人员本人和病人安全，原则上就地救护，如确定现场不安全，可将病人移至安全、便于救护的位置。

②心理支持：尽量消除病人恐惧、紧张等情绪，使其安静等待救治。

③协助给予氧气吸入：突发急症大多数病人都会出现缺氧症状，因此给氧是首选，尤其是心脑血管疾病病人、老年病人。

④保持呼吸道通畅：立即解开病人衣领，打开气道，保持呼吸道通畅。

⑤清除口鼻腔异物：若病人出现气道异物梗阻，应立即清除异物，保持呼吸道通畅。

⑥心肺复苏：如果病人出现心搏、呼吸停止，立即进行徒手心肺复苏。

⑦协助安全用药：在医院内，救护人员应协助并配合医务人员给药，如舌下含服用药、静脉或肌肉给药时协助摆放体位等，但不可自行用药；在医院外，可在"120"指导下用药。

⑧外伤处理：如病人发生急症或意外跌倒，有外伤时立即给予制动；初步止血、包扎和固定，不可盲目搬运，以免造成二次损伤；运用直接压迫止血法，用清洁敷料直接按压出血部位，持续压迫10分钟左右。

⑨清除障碍：清理床旁、病房内、过道、走廊等影响急救物品使用或影响病人搬运的杂物，方便施救。

⑩介绍病情：待医务人员到达后介绍病情，告知已经采取的初步急救措施，以保证急救的连续性和完整性。

（5）除非必须，不可给病人进食水或食物，以免引起窒息。

（6）协助专业人员准备急救物品。

（7）在专业人员到达后，协助通知其他医务人员及视情通知病人家属。

二、常见的急救相关物品

简易呼吸器、氧气接口、氧气面罩、负压吸引装置、吸痰管、静脉通路固定装置。医务人员抢救病人期间，一般会让护理员离开病室，或者在同病室照看其他病人。

第四节　火灾应急避险

火灾既是天灾也是人祸，它是一种不受时间、空间限制，发生频率最高的灾害，是危害最持久、最剧烈的灾害之一。发生火灾时，应及时报警、扑救、撤离。

一、报警

（1）拨打火警电话"119"，同时启动院内报警系统。

（2）接通电话后要沉着冷静，向接警中心讲清失火单位的名称、地址、什么东西着火、火势大小，以及着火的范围。

（3）听清对方提出的问题，以便正确回答。

（4）把自己的电话号码和姓名告诉对方，以便联系。

（5）如果火情发生了新的变化，要及时报告消防队。

（6）陪伴病人，听从医务人员指挥，配合组织病人逃生。

二、扑救

发生火灾时，如果发现火势并不大，且尚未对人造成很大威胁时，且周围有足够的消防器材，如灭火器、消防栓等时，应奋力将小火控制、扑灭；千万不要惊慌失措地乱叫乱窜，置小火于不顾而酿成大灾。请记住：争分夺秒，扑灭"初期火灾"。

（1）按动病房内灭火设备。

（2）使用手持式灭火器（图14-4-1）：拔掉栓子，对准火焰根部，灭火。

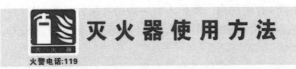

火警电话:119

1、提起灭火器　2、摇均匀　3、拔下保险销　4、对准火源根部　5、用力压下手柄扫射

图14-4-1　灭火器的使用方法

三、撤离

起火10～15分钟后，一氧化碳将超过人体允许浓度，空气含氧量迅速下降，火场温度将接近400℃。据统计，火灾死亡人员中烟熏致死占74%，直接烧伤致死占26%，因此，应尽快逃生！

（1）熟悉环境，暗记出口。楼梯、通道、安全出口等是火灾发生时最重要的逃生之路，应保证畅通无阻，切不可堆放杂物或设闸上锁，以便紧急时能安全迅速地通过。

（2）保持镇静，明辨方向，迅速撤离。首先要强令自己保持镇静，迅速判断危险地点和安全地点，决定逃生的办法，尽快撤离险地。千万不要盲目地跟从人流和相互拥挤、乱冲乱窜。撤离时要注意，朝明亮处或外面空旷地方跑，要尽量往楼层下面跑，若通道已被烟火封阻，则应背向烟火方向离开，通过阳台、气窗、天台等往室外逃生。

（3）不入险地，不贪财物，切莫重返险地。

（4）简易防护，蒙鼻匍匐。可采用毛巾、口罩蒙鼻，匍匐撤离的办法。

（5）善用通道，莫入电梯。从安全出口楼梯撤离，禁止乘坐电梯。

（6）避难场所，固守待援。假如用手摸房门已感到烫手，此时一旦开门，火焰与浓烟势必迎面扑来，逃生通道将被切断且短时间内无人救援。此时应等待救援人员到达。

（7）缓晃轻抛，寻求援助。

（8）火已及身，切勿惊跑。

（9）听从指挥，与医务人员配合，协助病人逃生。

（10）熟悉消防栓、灭火器、防毒面具、逃生包、报警按钮、安全出口、应急灯（图14-4-2）。

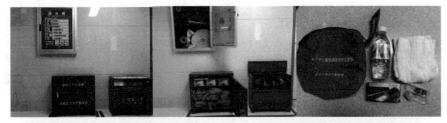

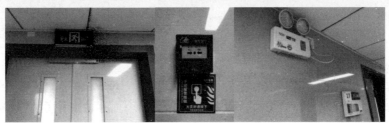

图 14-4-2　病房内的灭火装置、报警按钮、安全出口

第十五章　安宁缓和疗护

教学目标	教学建议
1. 掌握：临终病人的照护原则 2. 熟悉：临终病人的症状、生理、心理变化及需求 3. 了解：临终安宁照护的基本概念、照护模式的发展	通过理论授课结合案例分享，让护理员运用专业理念和技能协助病人度过生命终末期，提高病人舒适度

随着生活水平的提高和医疗技术的发展，人口预期寿命逐渐延长，慢性病、衰老的人口比例和绝对值日益增加，加之恶性肿瘤的高发病率，采取末期病人的数量越来越多，终末期病人往往经历插管抢救的程序化死亡路径，抑或不采取任何措施在煎熬痛苦中等待离世。推行安宁缓和疗护，可以提高临终病人死亡质量，帮助家属度过哀伤期。

第一节　安宁缓和疗护概述

概述

世界卫生组织（WHO）对安宁缓和疗护的定义为：对没有治愈希望的病患所进行的积极而非消极的照护，对疼痛及其他症状的控制，是为了尽可能提升病人和家属的生活品质到最好的程度。

由医师、护士、心理治疗师、药剂师、宗教人士、志愿者等人组成的专业服务团队，通过早期识别、评估、控制疼痛等症状的方式，提供全人、全家、全程、全队、全社会的照护，缓解病人及家属身体、社会、心理和精神方面的痛苦，协助终末期病人度过最后一段安适、有意义的生活。

安宁缓和疗护不是"放弃"和"不治疗"，而是通过控制疼痛及有关影响生活质量的症状，如疼痛、疲乏、呼吸困难、呕吐、腹泻、吞咽困难等，并对心理、社会和精神问题及灵性需求予以重视，对各种症状而非仅对病症的关注，提供死亡教育、生前预嘱、帮助临终病人及其家属消除对死亡的恐惧，正确对待和认识死亡。"不以延长生命为目的、而已减轻痛苦为宗旨，使病人优雅地活下去、尊严地离开"，帮助家属度过丧期，缩短悲伤的过程，尽快适应亲人过世后的生活。

第二节　临终病人的照护

临终病人会有各种躯体症状及心理不适，对护理员的体力劳动、心理素质提出了更高的要求，护理员在照护病人的同时，需要自我疏导和缓解压力。

一、临终的症状控制照护

（一）疼痛

疼痛是最为常见的症状。详见第十二章第六节。

（二）呼吸困难

1. 评估和观察

护理员观察病人呼吸困难时发生的时间、诱因、神志以及呼吸频率、呼吸深浅度、外周血氧饱和度、血压等。

2. 照护要点

（1）对鼻导管吸氧病人，护理员确保吸氧管连接牢固、吸氧管正确使用；高流量或者无创呼吸时，保证设备电源、氧源连接紧密。

（2）督促病人减少活动，采取舒适卧位，保证呼吸道通畅，并提供温湿度适宜的环境。

（3）安抚和鼓励病人，减少其烦躁、焦虑、紧张。

（4）对呼吸困难的病人，在护士指导下口服给药或经口进食，避免加重病人的症状或导致呛咳。

（三）咳嗽、咳痰

1. 评估和观察

（1）护理员观察病人咳嗽的发生时间、诱因，咳痰的难易程度，观察痰液的颜色、性质、量、气味和有无肉眼可见的异常物质等。

（2）观察病人生命体征、意识状态、心理状态等，评估有无发绀情况，如有则及时上报医务人员。

2. 照护要点

（1）提供整洁、舒适、温湿度适宜的环境，减少不良刺激。

（2）让病人保持舒适体位，避免诱因，注意保暖。

（3）对于慢性咳嗽者，可以让其多次少量饮水。

（4）促进有效排痰，在护士指导下，协助病人进行深呼吸和有效咳嗽。病人出现喘憋时，及时呼叫医务人员。

（四）咯血

1. 评估和观察

观察病人生命体征、意识状态、面容与表情等，病人咯血时及时呼叫医务人员。

2. 照护要点

（1）大咯血病人绝对卧床，取患侧卧位，出血部位不明病人取平卧位，头偏向

157

一侧。

（2）及时清理病人口鼻腔分泌物，安慰病人。

（3）保持排便通畅，如病人两天以上无大便，及时通知医务人员，给予辅助通便。避免用力拍背，注意用言语及动作安抚。

（4）咯血期间避免口服药物、食物，避免发生误吸。

（五）恶心、呕吐

1. 评估和观察

观察病人恶心与呕吐发生的时间、频率、原因或诱因，呕吐的特点及呕吐物的颜色、性质、量、气味，伴随的症状等。

2. 照护要点

（1）出现呕吐前驱症状时协助病人取坐位或侧卧位，预防误吸。

（2）及时清理呕吐物，更换清洁床单。

（3）正确记录每日出入量。

（4）适度的言语或非言语安抚，协助病人肢体活动。

（六）呕血、便血

1. 评估和观察

病人呕血、便血的原因、诱因，出血的颜色、量、性状及伴随症状、心理反应。

2. 护理要点

（1）卧床，呕血病人床头抬高 10° ～ 15° 或头偏向一侧，呕血、便血期间绝对禁饮食。

（2）及时清理呕吐物，保持床单位整洁。

（3）及时清理血便等排泄物，注意保持病人的会阴、肛门周围干燥。

（七）腹胀

1. 评估和观察

病人腹胀的程度、持续时间、伴随症状，腹胀的原因，排便、排气情况，心理反应。

2. 护理要点

（1）根据病情协助病人采取舒适体位或行腹部按摩等方法减轻腹胀。

（2）给予合理饮食，少食多餐，多食用蔬菜，行高纤维饮食，限制服用易产气的食物如牛奶、豆类等，适当活动。

（八）水肿

1. 评估和观察

观察水肿的部位、范围、程度、发展速度，与饮食、体位及活动的关系，病人的心理状态，伴随症状。

2. 护理要点

（1）轻度水肿病人限制活动，严重水肿病人取适宜体位卧床休息。

（2）记录每日出入量。

（3）预防水肿部位出现压疮，每 1 ～ 2 小时更换体位，随时观察病人皮肤情况，在护士指导下使用软枕，保持皮肤完整性。

（九）发热

见第十二章第一节。

（十）厌食 / 恶病质

1. 评估和观察

评估病人进食、牙齿、口腔黏膜情况，如有异常及时通知医务人员。

2. 护理要点

（1）每天或每餐提供不同的食物，增加病人食欲，在病人进餐时减少任何可能导致情绪紧张的因素。

（2）少量多餐，在病人需要时提供食物，将食物放在病人易拿到的位置。

（3）提供病人喜爱的以及不需太过咀嚼的食物。

（十一）口干

1. 评估和观察

观察病人口腔黏膜完整性及润滑情况，有无口腔烧灼感，有无咀嚼、吞咽困难或疼痛以及有无味觉改变。

2. 护理要点

（1）饮食方面鼓励病人少量、多次饮水。

（2）每天仔细检查病人的口腔黏膜是否干燥或疼痛。在晨起、餐后和睡前协助病人漱口；口唇干裂者可涂润唇膏；也可用湿棉签湿润口唇或用湿纱布覆盖口唇，或使用小喷壶间断喷入凉白开水，还可以给病人涂抹人工唾液（药店或者网上均有出售）等，保持嘴唇湿润。对于口腔卫生状况较差有溃疡或真菌感染者，应及时通知医护人员遵医嘱给予相应的药物治疗。

（3）对口干、口苦、味觉改变、敏感、吞咽困难、舌根灼热感、易长舌苔、口角炎及唇干裂，因吞咽能力退化、食欲降低的病人，可用茶水每天进行漱口或者使用人工唾液。

（十二）睡眠 / 觉醒障碍（失眠）

1. 评估和观察

评估病人有无不良的睡眠卫生习惯及生活方式，是否处于焦虑状态等。

2. 护理要点

（1）改善睡眠环境，减少夜间强光及噪声刺激。

（2）对于躯体症状如疼痛、呼吸困难等引发的失眠，协助医务人员对症处理。

（3）采取促进病人睡眠的措施，如：增加日间（特别是下午）活动、听音乐、按摩双手或足部。

（4）在使用处方类镇静催眠药物时应注意随身陪护，防止病人发生跌倒、低血压等不良反应。

（十三）谵妄

1. 评估和观察

评估病人意识状态、精神行为的改变。

2. 护理要点

（1）保持环境安静，避免刺激。尽可能提供单独的房间，降低说话的声音，降低照明，应用夜视灯，使用日历和熟悉的物品，较少地改变房间摆设，以免引起不必要的注意力转移。

（2）安抚病人，对病人的诉说做出反应，帮助病人适应环境，减少恐惧。

（3）病人出现躁动、情绪激动时注意保护病人，避免出现外伤等意外。

二、心理支持和人文关怀

心理支持的目的是应用沟通技巧与病人建立信任关系，引导病人面对和接受疾病状况，帮助病人应对情绪反应，鼓励病人和家属参与，尊重病人的意愿做出决策，让其保持顺应的态度度过生命终期，从而舒适、安详、有尊严离世。

其护理要点如下：

（1）沟通时多采用开放式提问，鼓励病人主动叙述。

（2）交谈时与病人保持适度的目光接触，注意倾听。

（3）倾听并注视对方眼睛，身体微微前倾，适当给予语言回应，必要时可重复病人语言。

（4）适时使用共情技术，尽量理解病人情绪和感受，并用语言和行为表达对病人情感的理解和愿意帮助病人。

（5）陪伴时，耐心地对病人运用鼓励性和指导性的话语，适时使用治疗性抚触。

（6）言语沟通时，语速缓慢清晰，用词简单易理解，信息告知清晰简短，注意交流时机得当。

（7）非言语沟通时，表情亲切、态度诚恳。

（8）如病人出现自杀倾向，应及早发现，做好防范，预防意外发生。

（9）亲友来探视时可轻声告知病人谁来探视，勿拉扯病人或要求其回答问题。亲友如果伤心，可以嘱其尽量在房间外发泄，不要在病人旁哭泣影响其情绪。鼓励家庭成员和临终病人说话，并抚摸即将离开的亲人。提示病人身心放松，不要担心，有大家在旁陪伴着。

（10）护理员鼓励病人说出内心的感受，尊重病人信仰，积极教育和引导病人，减轻病人的压力。肯定病人一生中对家庭、亲友、工作等的贡献与成就，肯定家属对病人的关爱。

第十六章　康复照护

第一节　肺功能康复

教学目标	教学建议
1.掌握缩唇呼吸、腹式呼吸要点 2.掌握正确使用呼吸三球仪	1.讲解、演练与实际操作相结合 2.强调：实际过程中的操作关键点、注意事项及与病人的沟通 3.实操练习：按照康复师要求督促病人进行练习

肺功能即呼吸功能，也就是吸入氧气、排出二氧化碳的功能。它包括通气功能和换气功能两部分。正常成年男性肺活量约3500mL，女性约2500mL，30岁后，肺活量开始减少，每10年下降9%～27%。进行肺功能锻炼，提高肺功能，对于已经出现肺功能下降的病人是有必要的。护理员按照康复师要求，督促病人进行练习，鼓励病人，当训练过程病人出现不适及时汇报给医护人员。

一、肺功能低下表现

（1）呼吸短促。

（2）呼吸快浅。

（3）说话不够气。

（4）运动易出现疲劳。

（5）咳痰不够力。

二、肺功能低下的后果

（1）对心血管的影响：加重高血压，诱发心肌梗死、脑血栓等一系列疾病。

（2）对神经系统的影响：缺氧会直接影响人的神经系统，甚至损伤脑组织。

（3）对组织和细胞的损伤：使整个组织细胞能量代谢出现障碍，免疫力下降，出现细胞变性，出现肾功能不全、糖尿病等慢性病。

三、肺功能训练的方法及照护要点

锻炼宜在病人餐后一小时开始，常规治疗并不应该病人进行锻炼康复，护理员做好病人解释督导工作，锻炼过程中出现不适时，及时反馈给医护人员。

（一）腹式呼吸训练

即膈肌运动锻炼。病人取平卧位、坐位或者站立。以平卧位为例，髋关节、膝关节轻度屈曲，全身放松，嘱其双手重叠放置于腹部，平静呼吸，吸气时用鼻吸入，感觉手随着腹部鼓起轻轻上抬，膈肌收缩，呼气时用嘴，感觉手随着腹部凹陷逐渐回落。每天练习 2 次，每次 10 ～ 15 分钟。

（二）强化腹式呼吸训练

协助病人取屈膝仰卧位，取合适病人负荷沙袋放置于腹部。每天练习 2 次，每次 10 ～ 15 分钟（图 16-1-1）。

照护要点：观察病人呼吸时腹部的变化，特别是习惯胸式呼吸的女性病人。强化腹式呼吸时，根据康复师指导选择沙袋重量，训练过程中注意保持沙袋在位。

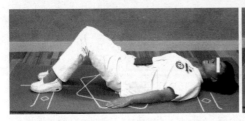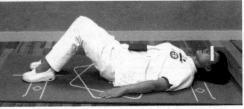

图 16-1-1　强化腹式呼吸训练

（三）缩唇呼吸训练

协助取端坐位，双手扶膝，用鼻子吸气，稍屏气片刻再用嘴呼气。呼气时将口唇略微缩小，徐徐将气体呼出以延长呼气，持续 4 ～ 6 秒，吸气和呼吸时间比例为 1 ∶ 2，每天训练 3 ～ 4 次，每次 15 ～ 30 分钟（图 16-1-2）。

照护要点：病人训练时取端坐位，护理员随身陪护，防止病人跌倒。病人的吸氧治疗并不影响训练进行。

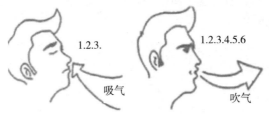

第 1 步：从鼻孔吸入空气，嘴唇紧闭
第 2 步：撅起嘴唇，慢慢呼气，如同吹口哨

图 16-1-2　缩唇呼吸训练

（四）三球呼吸训练器（图 16-1-3）

锻炼呼吸肌力量，开始训练时，每次 3 ～ 5 分钟，每天 3 ～ 5 次，逐步增加至 20 ～ 30 分钟。

（1）吸气训练：含住咬嘴吸气，以深长均匀的吸气流使浮子保持升起状态，并尽可能长时间地保持；移开呼吸训练器呼气，不断重复呼吸训练，10 ～ 15 分钟后，以正常呼吸休息。

（2）呼气训练：调整三球呼吸训练器底部的旋钮至呼气训练，缓慢呼出气体，使浮子保持升起状态，并尽可能长时间地保持。

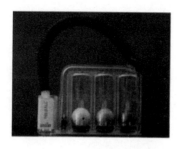

图16-1-3　三球呼吸训练器

（五）排痰训练

见第八章第三节。

四、心肺功能训练及照护要点

（1）医务人员监测病人血压、心率、心律及血氧饱和度，在各项指标稳定的情况下，进行心肺功能训练。

（2）根据病人的运动能力，选择有氧踏车、快走、慢跑等形式，根据目标心率，再循环稳定的情况下，每周进行至少15分钟的有氧运动。

（3）心肺功能训练过程，均会有医护人员或者康复师指导，护理员协助负责安全防控，以及训练后是否有不适。

（4）观察病人是否有头晕、胸闷等不适。

（5）观察病人关节是否疼痛。

（6）随身陪护，注意避免病人跌倒。

（7）根据训练的内容要求，鼓励病人完成，必要时帮助病人计数。

第二节　吞咽功能障碍康复

一、定义

吞咽障碍（dysphagia）是指吞咽过程的异常，不能将食物或液体从口腔安全送至胃内而没有误吸，也包括口准备阶段的异常，例如咀嚼和舌运动异常等。

二、吞咽功能康复训练方法

吞咽康复训练操是根据病人特点、理解和接受能力而设计，餐前进行训练，每个动作3～5次/组，每天3组。包括基础操、面部肌肉运动、软腭及喉肌运动和舌肌运动4部分。

（一）基础操——针对进餐姿势保持而设计

（1）深呼吸：保持正确姿势如仰卧位或放松坐位，用鼻吸气用口呼。

（2）空咀嚼、空吞咽：闭上嘴，做细嚼慢咽的动作。

（3）头部运动：头部慢慢地前后左右活动。

（4）双手上举：双手相扣，尽可能上举。

（5）双臂外展：双臂向前合拢，向左右外展。

（二）面部肌肉运动

（1）睁眼、闭眼。

（2）微笑。

（3）噘嘴。

（4）叩齿。

（5）左右鼓腮。

（三）软腭及喉肌运动

（1）发音 ao、eo。

（2）仿咳嗽（清嗓子）。

（3）持续发音 ao。

（四）舌肌运动

（1）张口，舌头向前伸出添上唇、舔下唇。

（2）舌头向口角做左右摆动。

（3）卷舌：舌尖抬起至门牙背面，维持 5 秒，放松，再贴上腭向后卷。

三、带胃管期间的训练

除了做好鼻胃饲留置照护以外，坚持吞咽康复训练操。

（一）饮水训练

协助病人取半卧位或坐位，取 30mL 温开水，在医护人员指导下，观察病人能不能不呛咳的咽下。

（二）吞流质训练

医护人员评估病情允许的情况下，用小汤匙把 2 ～ 3mL 温度适中、黏度适当的米粉糊、蛋白粉糊等流质送入病人口中，嘱病人把食物送到咽部，慢慢吞下，无呛咳时逐渐增加喂食量。当病人每餐能分次吞下 200mL 以上的流质，连续观察 2 天无呛咳及腹部不适时，协助医护人员尽早拔除胃管。

四、胃管拔除后继续吞咽康复训练及饮食照护

坚持吞咽康复训练操和康复治疗仪治疗。

（一）餐前护理

（1）对于刚睡醒的病人，给予适当的刺激，使其在良好的觉醒状态下进餐。餐前准备好温水，在医护人员指导下，协助病人漱口增加口腔内湿度。

（2）观察：对病人进行口腔检查，关注病人牙齿及义齿，如牙齿有松动，或佩戴义齿病人有不适，上报医护人员。

（3）进食环境：选择安静的环境进食，不可讲话聊天，降低噪声，避免病人分心。

（二）进餐时的护理

（1）餐具选择：根据病人自身情况选择病人易于握取得餐具（图 16-2-1）。

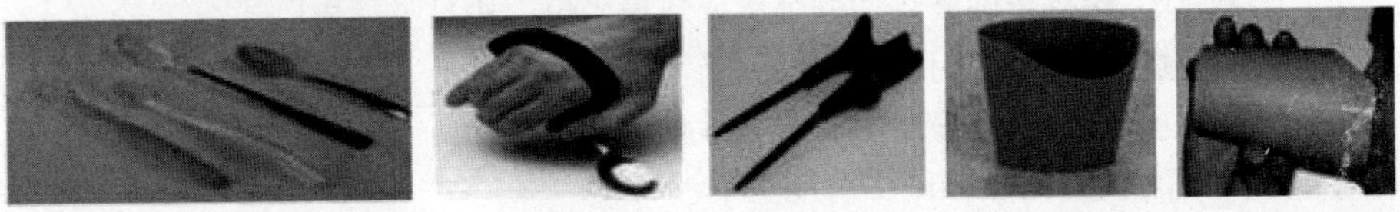

图 16-2-1　辅助进食用具

（2）食物形态及量：根据吞咽障碍的程度选择，原则上先易后难、先稠后稀，选择柔软、密度较均匀、通过口腔咽喉时易变形，不易黏附在黏膜上的食物，如烂饭、稠粥、果泥、米糊等（泡饭之类具有两种形状混合在一起的食物，以及太松脆的饼干、杏仁饼、米饼之类或黏性太大的汤圆、糯米团不适合病人食用）。经口进食初期，从糊状饮食开始逐步过渡到软食，每口进食量从 3 ～ 5mL 开始，每餐控制在 200mL，进食时间控制在 40 分钟左右，每天 4 餐。

（3）进餐方法：将食物置于健侧口腔，并将食物送至舌根，在确认咽下食物后方给予进食下一口，速度宜慢，取不可催促病人，餐后进行漱口，防止食物残留。

（4）进餐姿势：清醒病人取坐位进食，双脚平稳触地，身体躯干挺直，颈部保持中立轻度前倾，以健侧吞咽为佳。对于卧床病人，进食时应抬高床头 30° ～ 45° 或更高，头颈部前屈，预防反流和误吸。

（5）注意事项：

①病人出现发热、疾病不稳定、呼吸困难等身体状况时容易出现吞咽障碍，此时向医护人员了解病人能否进食。

②防误吸。禁止使用吸管饮水，应用杯子饮用白开水，水要加满，如果水不及半杯，病人就会仰头饮水，增加误吸风险。（病人条件允许情况建议使用缺口杯子）

③一旦发生噎食，立即停止进食，立即呼叫医护人员，采取抢救措施，避免对病人身体健康的损害或将损害降至最低。

第三节　抗阻力训练

一、目的

通过抗阻力训练，帮助病人改善平衡、保持协调性、增进心理健康，并降低心脏病、关节炎、糖尿病和骨质疏松症等慢性疾病的发病风险。

二、抗阻力训练方法

随着年龄增长，人（特别是老年人）在生理功能、心理健康、生活质量等方面出现功能减退，每周规律进行 2 ～ 3 天、每天 2 ～ 3 组的训练，无论是否患有慢性病，其日常活动能力都会有所改善。常见方式有使用弹力带、哑铃、壶铃、自负重等，进行肌肉力量训练，每周 2 ～ 3 次，每次 30 分钟。抗阻力训练结合平衡能力、柔韧性训练（三者是体适能训练的核心），可更好地促进病人功能康复。

（一）运动方式

1. 动作 1——上肢曲臂（图 16-3-1）

（1）坐在一把牢固、没有扶手的椅子上，双脚放于地上，与肩膀同宽。

（2）将阻力带中点踩在脚底，阻力带两边抓于手掌，手掌向内。双肘置于身体两边。缓慢吸气。

（3）保持手腕伸直，缓慢地呼气，弯曲肘部，双手向肩部运动。

（4）保持姿势 1 秒钟。

（5）呼气，并缓慢放下双臂。

（6）重复 10～15 次。

（7）休息。然后重复 10～15 次。

提示：随着病人的不断进步，使用强度更大的阻力带。

2. 动作 2——坐姿划船（图 16-3-2）

（1）坐在一把牢固、没有扶手的椅子上，双脚放于地上，与肩膀同宽。

（2）将阻力带中点踩在脚底，阻力带两边抓于手掌，手掌向内。双肘置于身体两边。缓慢吸气。

（3）肩部放松，双臂沿双腿外侧伸展，缓慢吸气。

（4）缓慢呼气，双肘向后拉，直至双手达到髋部，保持姿势 1 秒钟。

（5）缓慢吸气，双手缓慢回到原点。

（6）重复 10～15 次。

（7）休息，然后再重复 10～15 次。

提示：随着病人的不断进步，使用强度更大的阻力带。

3. 动作 3——侧向举臂（图 16-3-3）

（1）可以采用站姿也可以坐在一把牢固、无扶手的椅子上。

（2）保教双足着地，双脚分开与肩同宽。

（3）双手分持重物垂于身体两侧，手掌向内，缓慢吸气。

（4）缓慢呼气，双臂向外伸展至肩高。

（5）保持姿势 1 秒钟。

（6）缓慢吸气，双臂慢慢放下。

（7）重复 10～15 次。

（8）休息，然后再重复 10～15 次。

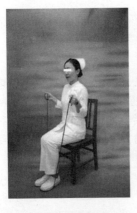 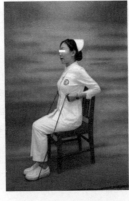 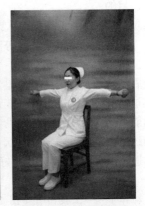

图 16-3-1　上肢曲臂　　　　图 16-3-2　坐姿划船　　　　图 16-3-3　侧向举臂

提示：随着病人的不断进步，可以逐渐增加重量，双臂交替抬拳直至病人的双臂都可以轻松举起重物。

4. 动作 4——侧向举腿（图 16-3-4）

（1）站在一把牢固的椅子后面，为保持身体平衡，病人可以手扶椅背，慢慢地呼吸。

（2）缓慢呼气，将一条腿侧向抬起，保持背部挺直，脚尖向下，另一条站立腿适当弯曲。

（3）保持姿势 1 秒钟。

（4）缓慢吸气，慢慢把脚放下。

（5）重复 10 ～ 15 次。

（6）另一条腿重复 10 ～ 15 次。

（7）每条腿重复 10 ～ 15 次。

提示：随着病人的不断进步，可在脚踝部加负重。

5. 动作 5——伸膝（图 16-3-5）

（1）坐在一把牢固的椅子上，背靠椅背。前脚掌与脚趾放松，放于地面。将一卷浴巾放在椅子边缘，置于大腿下，支撑大腿。缓慢吸气。

（2）深呼吸，慢慢地将一条腿向前伸展，并尽可能伸直，注意避免膝盖卡住。

（3）屈足使脚趾向上，并保持姿势 1 秒钟。

（4）缓慢吸气，慢慢将腿放下。

（5）重复 10 ～ 15 次。

（6）另一条腿重复 10 ～ 15 次。

（7）每条腿再重复 10 ～ 15 次。

提示：随着病人的不断进步，可在脚踝部增加负重。

6. 动作 6——跷足（图 16-3-6）

（1）站在一把牢固的椅子后面，为保持身体平衡，病人可以手扶椅背，慢慢地呼吸。

（2）将身体的重心置于两脚的前脚掌，抬起足跟。提起足跟时，应感到小腿肌群充分收缩。

（3）保持 1 秒钟。

（4）再缓慢下落至最低限度，使小腿肌得到充分伸展。

（5）每组 15 ～ 20 次。

（6）每天 3 ～ 4 组，每组间休息 10 ～ 30 秒。

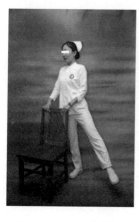 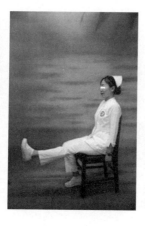 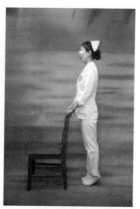

图 16-3-4　侧向举腿　　　图 16-3-5　伸膝　　　图 16-3-6　跷足

提示：随着病人的不断进步，可以增加每组的次数。

（二）运动强度

每一动作连续做 10 次，进步后需要增加阻力。

（三）重复次数

每个动作 10 ～ 15 次为 1 组，一次 2 ～ 3 组，组间间隔 2 ～ 3 分钟。

（四）运动频率

原则每个动作间隔 48 小时。周一、周四：动作 1 ～ 4。周二、周五：动作 2 ～ 5。周三、周六：动作 3 ～ 6。周日：休息。

（五）运动注意

血压 160/100mmHg 以上者不宜；用力时应呼气，不能憋气；运动时应感觉轻松或稍用力，不应过度用力，次晨睡醒应没有明显疲乏的感觉，过度疲劳、关节酸痛、肌肉牵拉痛都提示运动过量了；任何锻炼都不应引起严重的疼痛。

（六）注意事项

应根据病人具体情况，选择适宜病人的动作，进行训练！

第十七章 老年病人照护

教学目标	教学建议
1. 掌握：老年人病理生理特点及老年综合征的临床表现及症状，在发现异常情况时，能及时地做出初步判断，以便于及时告知护士及医师给予相应的处理，并协助医护人员给予相应的照护措施。 2. 了解：老年人的分期、老年人病生理特点、老年综合征及照护要点，能够协助医护人员给予病人相应的照护措施。	用实例讲解教学内容，加深护理员对学习内容的理解，以便于教会护理员如何正确了解老年人的特点及老年人的照护要点。

第一节 老年病生理特点

衰老是一种自然规律，人的一生经童年、青年、壮年而至老年，到一定年龄就会逐渐出现一系列的衰老象征。目前我国人口老龄化进程加快，医疗、护理、照护水平的提高，为老年人群高质量的生活水平提供了保障。

一、老年人分期

老年人：≥60岁；老年前期：45～59岁。其中老年人又分为老年期（60～89岁）和长寿期（≥90岁）。

二、老年人各系统变化

（一）心血管系统

老年人常伴有高血压、糖尿病、高胆固醇血症等疾病，引起不同程度的血管硬化，易导致心脏缺血性损伤。

（二）呼吸系统

随年龄增长逐渐老化，气道整体防御功能下降，易引起上呼吸道感染，肺功能下降。

（三）消化系统

吞咽功能欠佳，消化吸收功能下降，食欲下降；肠蠕动减慢，常出现便秘。

（四）泌尿系统

随着年龄增长，机体免疫力低下，易引起泌尿系感染。

（五）神经系统

随年龄增长，出现健忘、睡眠不佳，语言速度减慢，反应迟钝。

（六）感知系统

触觉、视觉、听觉敏锐性下降，造成老年人视物模糊、白内障、耳背、皮肤触觉下降、味觉、嗅觉敏感性降低。

（七）老年人内分泌与代谢变化

由于老年人钙的吸收不足，引起骨质疏松，易发生骨折。

（八）老年人运动变化

随着年龄增长，老年人机体功能下降，出现韧带僵硬、肌肉萎缩，导致行动缓慢，平衡能力下降，易发生跌倒。

三、老年人的照护要点

（1）老年病人一身多疾、机体功能减退、记忆力下降，更需要护理员耐心、细致、全面照护；同时为了维护老年人现有功能，在护理员监督下，让老年人完成力所能及的事物，增加自我价值感。

（2）态度诚恳自然，尊重老年人，保护老人隐私。说话的速度和缓且清楚，语言简短、扼要，使用普通话，给老年人足够的时间理解和反应信息。

（3）每个老人都有其独特的社会生活经历，形成其个性特点及习惯，护理员避免强迫病人改变原有习惯，如果病情治疗需要，可在医务人员指导下进行调整。

第二节　老年综合征及照护

老年综合征是指由多种疾病或者多种原因造成的同一临床表现或问题，会严重影响老年人身心健康，照护老年人过程中需要对老年人进行综合评估，为老年人提供具有针对性的个体化照护方案。

一、老年跌倒

（一）概念

跌倒是指病人突发的、不自主的、非故意的体位改变，倒在地上或更低的平面上。是"衰老"造成意外伤害和导致老年人致残或致死的主要原因。

（二）跌倒的后果

脑部损伤、软组织损伤、骨折和脱臼等伤害，损伤最严重的是髋部骨折，成为老年人首位伤害死因，严重威胁老年人的生活质量，使老年人独立生活能力降低，甚至早亡。

（三）跌倒预防及照护

（1）为病人选择合适的衣服及鞋子，对于跌倒高风险病人要做到随身陪护。详见十一章第二节。

（2）病人跌倒后及时打呼叫器呼叫责任护士，护士没来前不允许离开病人，禁止移动、拖、拉、拽病人，医务人员到场后，描述病人跌倒事情经过。

（3）指导病人补充维生素 D 及适度接受日光照射，使用助行器及步行训练。

二、老年谵妄

（一）概念

表现为注意力、感受、思维、记忆、精神运动和睡眠周期障碍的短暂性的器质性脑综合征。老年人多高龄伴有视觉听觉障碍，更换新环境后对周围环境不熟悉，会引起焦虑、恐惧及睡眠障碍，增加谵妄的发生率。老年谵妄多数可以恢复。

（二）临床表现

（1）意识改变，不认识人，不知道具体时间，不知道自己在哪里。

（2）出现恐惧幻觉，如凭空看见妖魔鬼怪，或者看见悬挂的输液器像一条蛇等。

（3）睡眠紊乱，如白天过度嗜睡，夜间谵妄症状加重。

（三）预防及照护

采用多方面的预防措施，其根本的目的是减少谵妄的发生，缩短谵妄期和避免产生严重的谵妄。

（1）环境因素的预防：照护者多与病人进行交流，允许带自己熟悉的物品。

（2）保持环境安静，减少噪声等不良刺激。白天保持光线充足，夜间可使用眼罩、耳塞等促进病人睡眠。

（3）病人发生谵妄时，护理员勿强行纠正其言行，应适当安抚病人。

（4）预防跌倒、误吸、坠床、走失、自伤、管路滑脱等意外情况，如有暴力和躁动等精神症状发生，及时上报医护人员。

（5）保持床单位的整洁干燥，避免压伤，如需约束的病人应定期松解约束带，密切观察约束部位的皮肤情况，如有异常及时上报。

三、老年疼痛

（一）概念

疼痛是一种不愉快的感觉和情绪上的感受，伴随着现有的或潜在的组织损伤。老年人疼痛分为急性痛和慢性痛。

（二）疼痛的因素及表现

（1）医源性损伤（各个置管如：胃管，肠管，尿管，动、静脉穿刺等）、由于感染引起的炎症性疼痛、神经性疼痛（神经性头疼、三叉神经疼等）、癌症性疼痛；老年病人特有疼痛：颈、腰椎及膝关节骨骼疾病，骨质疏松症，软组织痛等慢性疼痛。

（2）疼痛剧烈时，病人表情痛苦，或伴苍白、出汗等；关节疼痛时，会出现关节活动范围受限及压痛等。癌痛较为剧烈，病人可出现哭闹、哀嚎等表现。

（三）照护要点

（1）参考十二章第六节。

（2）密切观察病人情绪变化，如出现焦虑、抑郁及自杀倾向，应做好防范。

四、老年晕厥

（一）概念

晕厥是由于大脑一时性缺血缺氧所引起的突然的、短暂的意识丧失，可自行恢复，以心血管疾病及直立性低血压晕厥最常见，心律失常所致的晕厥后果最严重。

（二）因素及临床表现

（1）体位性晕厥：病人体位变换较快时，如：起床时或从椅子上坐起时，由于血压骤降所引起。

（2）排尿性晕厥：男性病人多见，多发生在晨尿时，少数人也可能发生在非晨尿或大便后。

（3）低血糖性晕厥：病人出现心率增快、头晕、手抖、出冷汗、面色苍白，甚至晕厥，救治不及时常可危及生命。

（4）疾病导致晕厥：耳鼻喉疾病，例如美尼尔综合征等。

（三）照护要点

（1）参考第十二章第五节。

（2）观察病人晕厥发作的表现、频次、持续时间、诱发因素等，病人出现晕厥立即呼叫护士，协助进行下一步救治。

（3）合理膳食，保持病人大便通畅，避免用力排尿、排便。

（4）为防止排尿性晕厥，病人睡前不要多喝水，病人入睡前要叮嘱他先排尿，夜间有尿要排出不要憋尿。病人夜间排尿时陪护人员要随身陪护。

（5）患有糖尿病的中老年人，外出时身上一定要带些糖果之类的小食品，作为备用。

（6）避免强光、强声的刺激，以免引起病人紧张和焦虑。

五、老年尿失禁

（一）概念

尿失禁是由于膀胱括约肌损伤或神经功能障碍而丧失排尿自控能力，使尿液不自主地流出。尿失禁可发生于各年龄组的病人，但以老年病人更为常见。

（二）影响

（1）长时间尿浸与刺激，导致皮肤红肿、痒痛、感染、溃烂，甚至引起泌尿系感染，影响肾脏功能，并且有诱发失禁性皮炎的可能。

（2）病人因难闻的气味而远离人群，沮丧、焦虑、孤独等，甚至出现抑郁症。

（3）影响病人社交、外出和锻炼。

（三）照护要点

见第八章第二节。

（1）尊重病人，保护病人隐私，告知病人本病是老年常见，不用不好意思。

（2）使用卫生用品，一次性尿垫、布类、纸尿裤，使用过程中密切观察并及时更换，保持会阴部皮肤干燥、清洁。

（3）协助病人做好会阴部护理，病人出现尿失禁后，立即温水清洗，涂抹润肤油，密切观察会阴及骶尾部皮肤情况，如出现皮肤发红或红疹等情况，立即上报责任护士。

六、老年痴呆

（一）概念

痴呆是一种获得性进行性认知功能障碍综合征，表现为记忆力下降、语言、视空间功能不同程度受累，常伴有行为和情感异常。

（二）临床表现

（1）记忆障碍：先期为近期记忆障碍，表现为好忘事，刚用过的东西过手即忘。

（2）视空间功能障碍：表现为在熟悉的环境中迷路，找不到自己的家门等，甚至在自己的家中都走错房间或找不到厕所。

（3）语言障碍：用词不当，说话颠三倒四。

（4）不能认识自己的亲属和朋友，甚至不认识自己。

（5）不能连续地做复杂运动，如刷牙、穿衣等。

（6）晚期并发症多见，如尿便失禁、长期卧床及压疮等。

（三）照护要点

（1）协助料理病人的日常生活：安排病人合理而又规律地生活，按时起床、进餐，晚间按时熄灯，按时睡觉。

（2）注意安全护理，随身陪护病人，防止病人跌倒，将利器（水果刀、剪刀等）收到病人不易发现的地方，以防止自伤、自杀等意外发生，若发现病人表现异常，及时上报护士。

（3）了解病人吞咽能力、排泄情况，提供日常生活能力训练，详见第十一章、十六章。引导睡眠障碍者白天适当活动，如散步、看电视、听收音机等。

七、老年失眠

（一）概念

老年失眠综合征（简称老年失眠）是指老年人因各种原因导致睡眠时间和（或）睡眠质量差。60 岁老人每天睡眠时间为 5～7 小时，夜间睡眠时间缩短。

（二）临床表现及影响

（1）入睡困难：入睡时间超过 30 分钟。

（2）睡眠维持障碍：夜间觉醒次数多于 2 次或凌晨早醒。

（3）睡眠质量下降：睡眠浅、多梦。

（4）总睡眠时间缩短：通常少于 6 小时。

（5）日间残留效应：次日感到头晕、精神不振、嗜睡、乏力等。

老年人睡眠不足或不规律，大脑及机体处于疲劳状态，注意力难以集中，记忆力下降；晨起头昏，精神萎靡，长期失眠加快衰老速度；人体免疫功能下降，内分泌失调，神经系统功能紊乱，而增加发生癌症、心脏病、糖尿病、肥胖症等疾病的风险。

（三）照护要点

（1）协助规律睡眠：固定时间睡觉、起床，建立良好的睡眠习惯；有失眠的情况时及时上报医务人员，以调整治疗、护理操作时间，减少对病人休息时间的影响。

（2）进行有规律的运动：最好让老人在下午运动。老人睡觉环境要暗，病房做到定时熄灯。保持安静。

（3）老人出现入睡困难时及时上报医生及责任护士，夜间病人不入睡时，护理员不可离开病人自己睡觉，防止病人发生意外。

八、老年帕金森综合征

（一）概念

主要表现为肢体震颤、肌强直及动作缓慢等症状。

（二）表现

（1）运动障碍：不能运动、运动减少、运动徐缓。有些会出现语言困难，声音变小，音域变窄。吞咽困难，进食饮水时可出现呛咳。

（2）震颤：表现为缓慢节律性震颤。在静止的状况下，出现不自主的颤抖。

（3）强直：四肢、颈部、面部的肌肉发硬，肢体活动时费力，可出现面部表情僵硬和眨眼动作减少，造成"面具脸"，身体向前弯曲，走路呈"慌张步态"。

（三）照护要点

（1）协助护士定时给予病人口服抗帕金森药物，观察病人是否有便秘等并发症。

（2）为强直的病人进行擦洗、翻身等生活护理时动作要轻柔，避免暴力护理，以免给病人造成骨折等危害。

（3）运动迟缓者防止跌倒，吞咽困难者预防误吸，语言障碍者可以使用闭合式问题交流。

九、老年抑郁

（一）概念

老年抑郁综合征（以下简称老年抑郁）是泛指发生于老年期（≥60岁）以持久情绪低落、沮丧为主要临床表现的心理疾病，包括抑郁症、抑郁障碍、抑郁发作等多种类型，属于情感（心境）性精神障碍。

（二）临床表现

（1）心境不佳、情绪低落：此为最主要的症状。病人感到悲观、沮丧和空虚，感觉生活无价值或有罪恶感，记忆力减退、精力不足，常无法集中注意力，有死亡或自杀的念头。

（2）思维联想缓慢：病人语速慢，语音低，少言，应答迟钝；部分病人伴有妄想：常见疑病和罪恶妄想，也可出现被害妄想。

（三）照护要点

（1）密切观察病人的行为表现，如出现少言少语、焦虑、恐惧、激动、自伤等表现时及时上报护士及医生。

（2）将水果刀等利器放在病人不能触及的地方，避免病人出现自伤的危害。

（3）协助医护人员给予药物治疗，防止病人私藏药品而漏服或者多服。

十、吞咽困难

（一）概念

吞咽困难指的是病人在开始吞咽食物时出现障碍或感觉到食物在口腔到胃部的输送过程中出现阻碍。吞咽障碍可影响病人摄食及营养吸收，还可导致食物误吸入气管引发吸入性肺炎，严重者危及病人生命。

（二）照护要点

（1）订餐：尽可能给病人易吞咽的食物，如软食或流质，并减少每次的进食量。对于因食管炎、食管溃疡而感咽下疼痛者，应禁吃刺激性食物。

（2）进食时，嘱咐病人吃饭时尽量不说话，协助病人取坐位，上身前倾，卧床病人床头抬高90°。进食后不要过早放低床头，密切观察病人进食情况。

（3）病人进食后出现呛咳或喘鸣，此时可轻叩其背部，并及时上报护士及医生。

（4）通过食物增稠剂，改变食物的性状，进而帮助吞咽障碍病人安全地饮水吃药等，避免呛咳。

十一、老年噎呛

（一）概念

噎呛（choke），常称为"噎食"或"食噎"，是指食物阻塞咽喉部或卡在食管的某一处窄处，甚至误入气管而引起的呛咳、呼吸困难、窒息。民间常说的"噎食"主要指大块食物致使气道阻塞。因噎食致死者可发生在任何年龄阶段，但 75% 左右为老年人。

（二）原因

（1）因牙病或者牙齿残缺，咀嚼能力大大下降，吃大块食物特别是禽肉类食物时，不易将肉块嚼碎，常只能囫囵吞下，这是造成噎食的最常见原因。

（2）吞食过快、食物过硬或过黏、边进食边说话、饮酒过量、精神疲惫等。

（三）表现

（1）进食时突然出现不能说话或欲说无声。

（2）进食时出现剧烈呛咳，咳嗽间歇有喘鸣音，欲用力咳嗽而咳嗽不出。

（3）不能呼吸，出现窒息性的痛苦表现，且常用手按住颈部。

（4）如果没有得到及时急救处理，会出现吸气性呼吸困难，烦躁不安、水肿、眼结膜点状出血，皮肤、嘴唇和指甲发青，心律失常，甚至心跳、呼吸停止。

（四）照护要点

（1）食物：避免有鱼刺、骨头等容易噎呛的食物，避免黏性较强食物如年糕，同时避免食物过冷或过热，对偶有呛咳的病人，合理调整饮食种类，以细、碎、软为原则，且温度适宜。

（2）进食注意事项：进食时嘱病人细嚼慢咽，对于进食慢的病人，避免一次进食过多，可用汤匙将少量食物送至舌根处，让病人吞咽，待完全咽下，张口确认无误后再送入食物。

（3）进食体位：尽量取坐位，上身前倾，卧床病人进餐后，不要过早放低床头。

十二、老年便秘

（一）概念

每周大便次数 2 次或更少；排便困难；大便干燥；可以有腹胀、腹痛，直肠胀感，长期用力排便、排便不完全感等症状。

（二）原因

（1）饮食过于精细少渣，长期缺乏纤维素。

（2）水分摄入不足，使得粪便在肠道内移动缓慢水分被过度吸收，使得大便干燥。

（3）缺乏运动、长期卧床或活动量过少。

（4）长期忽视便意的结果。

（5）生活方式或习惯的改变。

（6）结肠、直肠病变。

（三）照护要点

（1）增加纤维素摄入：纤维素通过增加粪便体积使之软化来促进肠道功能。鼓励病人吃蔬菜、水果、谷类富含纤维素的食物。

（2）经常运动：运动使食物通过大肠的时间缩短，大便含水量增加。每天步行数次，每次 10 ～ 15 分钟有助于保持消化系统的活跃和健康。

（3）良好的排便习惯：保证足够的排便时间，不要过度用力或憋气避免增加心脑血管疾病 的风险。

（4）观察大便形状，判断便秘程度，详见第八章第二节。

第三节 老年人常见疾病特点及日常照护

一、糖尿病

糖尿病（DM）是由遗传和环境因素共同作用而引起的一组以慢性高血糖为特征的代谢性疾病。随着病程延长，可出现眼、肾、神经、心脏、血管等多系统损害。重症或应激时还可发生酮症酸中毒、高渗高血糖综合征等急性代谢紊乱。正常人的血糖：空腹 < 6.1mmol/L，餐后两小时 < 7.8mmol/，糖化血红蛋白 4% ～ 6%；对于 70 岁以上的 2 型糖尿病病人，保持血糖空腹 6 ～ 7mmol/L、餐后两小时 8 ～ 9mmol/L，糖化血红蛋白 6.5% ～ 7% 即可，防止发生严重低血糖影响心肺功能。

（一）临床表现

（1）多饮、多食、多尿、体重减轻。

（2）皮肤瘙痒。高血糖及末梢神经病变导致皮肤干燥和感觉异常。

（3）四肢酸痛、麻木，腰痛，便秘，视力模糊等。

（二）日常照护

（1）住院饮食：给病人定糖尿病套餐。不定糖尿病套餐的病人，鼓励以谷类食物为主，摄入高纤维、低脂低糖低盐食物，抽屉内准备饼干、糖块等，用于低血糖发作时紧急补充。

（2）观察服用降糖药后的表现，如出现饥饿、发抖、出汗、心慌等低血糖反应时，立即呼叫医护人员，给予监测血糖。

（3）打开的胰岛素笔芯在抽屉内常温保存，未打开的笔芯需要放置在科室专用冰箱内保存。观察胰岛素注射部位的皮肤状况。

（4）保持病人口腔、足部和会阴部的清洁，预防感染。

（5）洗脚水温度应维持在 40℃以下，以免烫伤引发糖尿病足。避免穿过紧的鞋子，如出现破溃等症状时，应立即告知医护人员。

二、高血压

（一）概念

高血压是指：病人在 3 个非同一日测量收缩压 ≥ 140mmHg 和（或）舒张压 ≥ 90mmHg。

（二）临床表现

头疼、视物模糊、胸闷、耳鸣、心悸、烦躁不安。

（三）照护要点

（1）见第五章第四节。

（2）护理员做到随身陪护，避免病人剧烈的运动，改变体位时动作要缓慢，避免意外发生。

（3）保持病室安静，保证病人有充足睡眠时间，避免紧张和情绪激动。

（4）避免使用过热的水洗澡，病人有头痛、头晕、眼花、耳鸣、意识障碍、躁动及抽搐等症状时应嘱其卧床休息，头稍微抬高，减少搬动，立即通知医师。

（5）嘱病人吃含钾、钙丰富而低钠的食物。如：土豆、茄子、莴笋、牛奶、虾皮等。

（6）嘱病人多吃新鲜蔬菜和水果，保持大便通畅，排便困难时，告诉病人勿用力排便，并及时通知医师，必要时给予通便药。

（7）嘱病人按时服药，不要随意改变时间服药或者漏服。

（8）服用降压药后，病人行走时出现眩晕、视物模糊或眼前发黑等应立即让其就近坐下或者搀扶到床上休息，并立即通知医师。

三、冠心病

（一）概念

冠状动脉粥样硬化性心脏病是指冠状动脉粥样硬化使管腔狭窄或阻塞，导致心肌缺血、缺氧而引起的心脏病，简称冠心病。

（二）临床表现

典型症状可表现为：因体力活动、情绪激动等诱发，突感心前区疼痛，多为发作性绞痛或压榨痛，也可为憋闷感。可伴有全身症状，如发热、出汗、惊恐、恶心、呕吐等。

（三）照护要点

（1）饮食：病人切忌辛辣、油腻饮食，应行易消化的清淡饮食，少量多餐，不宜过饱，多吃蔬菜水果，准确记录其出入量。

（2）休息：冠心病发作时要绝对卧床休息，应保持环境安静，精神紧张影响睡眠者，应与医师沟通，给予适量镇静剂。

（3）情绪：病人保持平静愉快的心情，避免情绪剧烈起伏。护理员应多陪病人聊天，倾听病人的诉求，避免与病人引起不必要的纠纷，不能刺激病人。

（4）加强观察：观察病人胸痛症状、持续时间、用药后是否好转。

（5）运动：疼痛稳定后，可做适当的运动，避免剧烈运动和劳累，运动量宜从少量开始，循序渐进。鼓励病人进行力所能及的、温和的体育锻炼，如散步、呼吸健康操、防跌倒操、记忆手操等。

（6）保持大便通畅，若病人大便困难，嘱咐病人不要用力，告知医师给予通便药物治疗。

四、骨质疏松症

（一）概念

骨质疏松症是一种以骨量低下，骨微结构损坏，导致骨脆性增加，易发生骨折为特征的全身性骨病。

（二）临床表现

（1）疼痛：腰背部疼痛为主，或周身骨骼疼痛，可伴或不伴活动受限，拿重物时加重，往往日常活动能力下降。严重者翻身、起床及行走困难，活动严重受限。

（2）脊柱变形：表现为身高短缩、驼背。老年人摔伤、坠床、拿重物、咳嗽等，可引起脊柱椎体压缩骨折，严重者活动受限只能长期卧床。

（3）脆性骨折：行走时跌倒、轻微触碰、弯腰、咳嗽，或其他日常活动引发的骨折。

老年人往往轻微外伤即可导致严重的骨折。

（三）照护要点

（1）日常护理中，在老年病人翻身、拍背、移床过程中，应动作轻柔，避免用力过大导致发生骨折及关节脱位。

（2）防跌倒、坠床：病人如厕、洗澡、活动时，护理员要随身陪护；在卫生间病人出现不适症状时，立即按卫生间应急按钮呼叫；洗澡时使用洗澡椅；使用床挡，告知病人不可自己打开床挡下床，夜间护理员睡于病人病床旁。

（3）外出活动时可使用辅助用具如步行器、拐杖，穿防滑鞋，避免病人因跌倒、坠床等引起骨折。

（4）合理膳食：骨质疏松老年人应合理补偿含钙及维生素的食物，奶制品、肉类、水果及谷物中均含有一定的钙元素。

（5）适当运动：适当的运动亦有助于锻炼四肢及躯干的核心肌肉群，加强软组织对骨骼的保护作用。老年病人可在护理员的陪同下，进行适当的运动。

五、阿尔兹海默病

（一）概念

阿尔兹海默病是发生于老年和老年前期、以进行性认知功能障碍和行为损害为特征的中枢神经系统退行性病变。临床上表现为记忆障碍、失语、失用、失认、视空间能力损害、抽象思维和计算力损害、人格和行为改变等。

（二）症状

阿尔茨海默病起病隐匿，症状呈进行性加重，既有认知功能的减退，也可有其他神经精神症状。记忆减退是其核心症状。随着疾病的发展，记忆障碍逐渐恶化，其他症状也逐渐出现。

（三）照护要点

（1）指导老人进行日常生活能力训练，尽可能给予老人自我照护的机会。

（2）提醒老人进食进水，保证营养摄入。

（3）着宽松简便服饰，少佩戴饰品。

（4）对于不能独立完成日常行为的老人，护理员协助进行床上擦浴、洗头、口腔护理、排泄护理等。

（5）用药护理：服药全程陪伴，注意用药不良反应，做好药品管理，药品放于病人找不到的地方。

（6）防走失；不要让老人单独外出，应随身陪护。

（7）防跌倒；穿大小、长短合适的衣裤；夜间入睡时使用床挡，护理员睡于床旁。

（8）防自伤：居住环境安静整洁，将利器、暖壶等用物，放置于安全区域，避免发生自伤或烫伤。

第十八章 骨科疾病照护

教学目标	教学建议
1. 了解：皮肤的观察重点 2. 熟悉：拐杖使用步态、助行器使用、骨科相关疾病的翻身方法、石膏护理要点	使用多媒体图片、教具、现场演示进行教学

第一节 协助病人使用拐杖

一、目的
协助病人正确使用拐杖，减少跌倒事件的发生。增强其肌力，恢复功能。

二、用物准备
一对腋拐。

三、拐杖长度的选择
拐杖长度应等于病人身高减去40cm。拐杖顶部距腋下要留有 5 ～ 10cm 的间隙，扶手高度应平齐病人的腕部（图 18-1-1）。

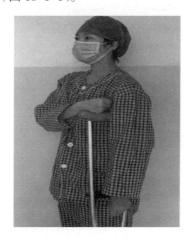

图 18-1-1　腋杖的长度

四、操作程序
（一）扶拐站起
（1）做好准备工作，将拐放置病人床旁。

（2）扶住病人的肩背部，协助病人坐起，双腿垂于床边，再为病人穿好鞋。

（3）协助病人站立，将双拐放置病人的腋下，拐杖底部平齐足尖部。嘱病人抬头挺胸，身体站直、站稳（图18-1-2）。

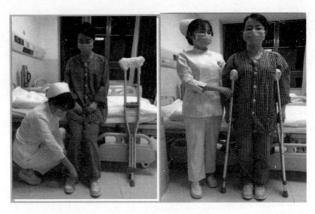

图 18-1-2　拐杖站起

（二）三点式扶拐行走

（1）护理员站于病人身旁，扶住病人一侧肢体，防止跌倒。扶拐行走期间，护理员应与病人保持一致的行走速度。

（2）双侧拐杖同时向前，寻找支撑点。（最佳支撑点位于病人足尖部前方10cm、旁开10cm）

（3）患肢向前一步。

（4）健肢向前迈一步（图18-1-3）。

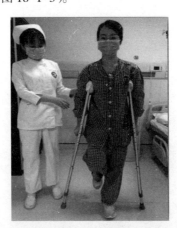

图 18-1-3　三点式扶拐行走

（三）四点式扶拐行走

（1）指导病人将左拐向前移动，同时移动右脚。

（2）指导病人将右拐向前移动，同时移动左脚。

（3）病人行走过程中，护理员面向病人，扶住病人一侧肢体（图18-1-4）。

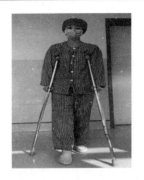

图 18-1-4　四点式扶拐行走

（五）上楼梯（图 18-1-5）

（1）病人拄双拐，站于楼梯下方。

（2）双上肢用力支撑拐杖，健侧腿向前迈上一个台阶。

（3）重心移到健侧腿上，同时伸直健侧腿。

（4）移动双拐和患肢，上到同一级台阶站稳。

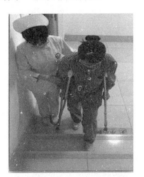

图 18-1-5　双拐上楼梯

（六）下楼梯（图 18-1-6）

（1）病人拄双拐，站于楼梯上方。

（2）将双拐移至下一层楼梯上，同时患肢迈出。

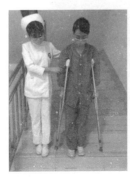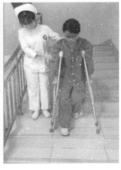

图 18-1-6　双拐下楼梯

（3）双手支撑稳定后，重心下移，再移动健肢下一层楼梯。

五、注意事项

（1）使用拐杖前，检查拐杖螺丝是否旋紧，底座橡皮座是否完好，调整合适的拐杖高度。

（2）病人第一次使用拐杖前，由护士给予演示，并教会病人使用。

（3）病人床边站立 2 ～ 3 分钟后，无不适感觉再行走。在行走过程中如出现特殊不适，应立即停止行走并及时通知医护人员。

（4）护理员应扶住病人的一侧肢体，勿将拐杖紧贴腋下站立休息，以免损伤腋神经。

（5）使用拐杖时为病人穿着防滑的平底鞋，以防跌倒。

（6）协助病人行走时要注意周围环境安全，地面要保持干燥。

第二节　协助病人使用助行器

一、目的

（1）帮助病人恢复正常的行走步态。

（2）协助病人保持身体平衡。

（3）减少并发症的发生。

二、用物准备

助行器的使用，见图 18-2-1。

（1）高度：双臂自然下垂，双肘屈曲 25° ～ 30° 时助行器扶手与手腕高度一致，基本平齐病人股骨大转子的高度。

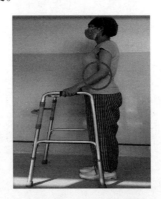

图 18-2-1　助行器的使用

（2）扶手：保证扶手抓握松软舒适，防止手部磨损。

（3）助行器的 4 个支撑架处于同样高度，可平稳放置。

三、操作程序

（一）站立法（图 18-2-2）

（1）告知病人并取得病人同意："现在我扶您起来练习使用助行器，好吗？"

（2）"我现在扶您坐起来。"扶病人坐起，将病人两腿从床上移至床边，使病人顺势坐在床边，双腿下垂，为病人穿好鞋。

（3）将助行器打开，放置在床边，检查助行器是否放稳。

（4）护理员协助病人置于助行器内中心位置，左右扶手置于病人身体两侧。

（5）嘱病人双手紧握扶手，双臂用力，健肢伸直，使身体站稳。

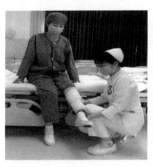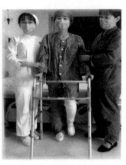

图 18-2-2　助行器站立

（6）嘱病人起身和坐下时不要倚靠在助行器上，否则容易使助步器翻倒。

（7）以上流程反之则可作为坐下流程。

（二）行走法

（1）病人扶助行器平稳站立在床边，嘱病人："请您站直，眼睛向前看，双手紧握助步器"。

（2）向前移动助行器约一步距离。

（3）患肢向前迈出。

（4）健肢向前一步，与患肢齐平。

四、注意事项

（1）病人首次使用助行器时，必须取得护士的同意，并由护士给予演示，教会病人使用。

（2）协助病人使用助行器行走前，先让病人在床边站立 2～3 分钟，无不适感觉，在行走。

（3）协助病人使用助行器时，询问病人感受，如病人出现头晕、恶心等不适症状时，应及时呼叫护士。

（4）嘱病人助行器放稳后再移腿，病人使用助行器过程中，护理员必须要陪伴在病人身旁，避免病人跌倒。

（5）上下楼梯时不宜使用助步器。

第三节　协助病人脊柱术后翻身

一、目的

协助脊柱手术病人在床上翻身，预防脊椎损伤、压疮等并发症，改善病人舒适感。

二、用物准备

软枕或医用三角垫（图18-3-1）、中单。

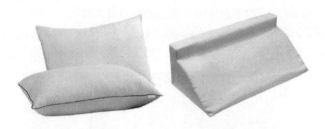

图18-3-1　软枕、三角枕

三、操作程序

（一）胸、腰椎手术后翻身——单人法（图18-3-3）

（1）移去枕头，松开被尾。

（2）护理员站于病人一侧，协助将病人双手置于胸前，屈曲膝关节。

（3）护理员将双手分别置于病人肩、臀部，使躯干保持在水平位，翻转至侧卧位，将软枕或三角垫放于病人背部支撑身体。

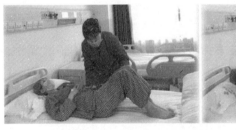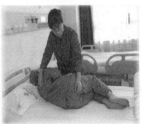

图18-3-2　胸、腰椎手术翻身——单人法

（二）胸、腰椎手术后翻身——双人法（图18-3-3）

（1）移去枕头，松开被尾。

（2）两位操作者站于病人两侧，使用大单将病人水平移动至床的一边。

（3）协助病人，轴向翻身至侧卧位。

（4）将一翻身枕放于背部支持身体，另一翻身枕放于两膝之间并使双膝呈自然弯曲状。

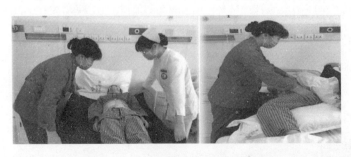

图18-3-3　胸、腰椎手术翻身——双人法

（三）颈椎手术后翻身法（图 18-3-4）

（1）一人保护病人头部及颈部，使之与脊柱成一条直线。

（2）位于床右侧的第二位操作者使用大单托住病人的肩部及臀部。两人同时翻转病人。

（3）翻转后迅速用枕头顶住病人肩部、腰背部及臀部，同时调整病人头颈部的枕头，使其高度适合于侧卧，病人双下肢屈曲，双膝间放一软枕。

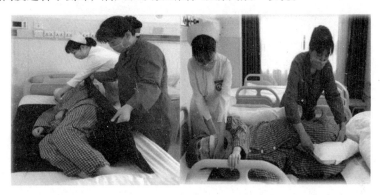

图 18-3-4　颈椎手术翻身法

四、注意事项

（1）翻转病人时，应注意保持病人脊椎平直。

（2）如果病人是颈椎手术或颈椎损伤时，护理员应协助护士给病人翻身，由护士负责支托病人的头部、颈部，给病人带好颈托，保持颈椎平直。

（3）翻身时注意保护病人，防止坠床。

（4）每 2 小时翻身一次。

（5）术后第一次翻身时，要先请示护士，不得擅自改变病人体位。

第四节　协助病人髋部术后翻身

一、目的

协助行髋部手术病人在床上翻身，预防髋关节损伤、压疮等并发症，改善病人舒适感。

二、用物准备

软枕或医用翻身垫 1～2 个。

三、操作程序（图 18-4-1）

（1）术后 1～3 天，选用两人翻身法，操作者分别站在病人患侧床边。

（2）病人双手置于胸前环抱，健侧屈髋、屈膝。

（3）操作者一人将双手置于病人肩、腰部，另一人双手置于臀部及患肢膝部将病人平移至床边。

（4）两腿间夹软枕（1～2 个）。

（5）向健侧翻身，保持患肢外展 15°～20°，屈髋 10°～20°，屈膝 45°。

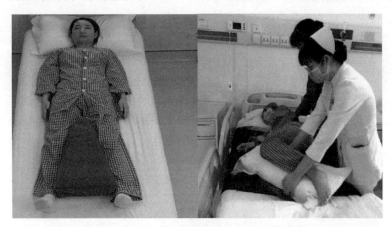

图 18-4-1　髋部术后翻身

四、注意事项

（1）单侧髋关节置换术后病人应取健侧卧位，时间一般不超过 60 分钟。

（2）向健侧翻身时，要确保患肢外展 15°～20°，屈髋 10°～20°，屈膝 45°。

第五节　石膏及固定肢具护理指南

一、目的

（1）骨折、脱位的复位和固定。

（2）患肢制动，保持肢体功能位，减轻疼痛。

二、护理要点

（1）患肢抬高，高于心脏的水平，以利于静脉回流消肿（图 18-5-1）。

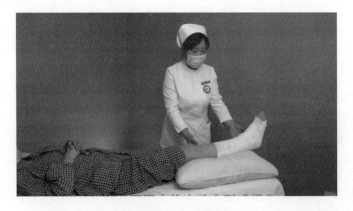

图 18-5-1　患肢抬高

（2）石膏固定后照护事项

①保持石膏干净可延长石膏的寿命。

②关注特殊的气味，特殊臭味提示感染。

③在医师许可情况下，主动活动病人邻近关节。

④不要给打石膏部位穿得太厚，太厚也会影响石膏的强度。

⑤即使很痒也不要去挠石膏的内的皮肤，以免损伤皮肤造成感染。

⑥不要往石膏里放小物件，也不要喷洒爽身粉和喷剂，否则容易滋生细菌造成感染。

⑦不要试图把石膏裁短些，也不要把内衬拽出来，更不要自行拆除石膏。

⑧不要让石膏过度承重，会造成断裂而使骨折移位。

⑨关注病人主诉，留意石膏固定处是否出现破扩的情况。

⑩石膏未干时，切勿用手指压迫石膏。

第十九章　神经系统疾病照护

教学目标	教学建议
1. 掌握偏瘫病人卧位摆放方法 2. 掌握轮椅良肢位摆放方法 3. 掌握感觉障碍病人的照护要点 4. 掌握吞咽障碍病人经口给食的注意事项 5. 掌握指导病人正确的穿脱衣物的方法	1. 用实例讲解教学内容，加深护理员对学习内容的理解，以便于护理员正确的摆放偏瘫病人卧位 2. 实操练习：协助病人泡脚，协助病人经口进食

第一节　偏瘫病人卧位的摆放

一、床上良肢位摆放

脑卒中病人卧床期间，应将病人摆放于良肢位：鼓励取患侧卧位，适当取健侧卧位，尽可能少采用仰卧位，尽量避免半卧位，保持正确的坐姿。

（一）患侧卧位（图 19-1-1）

（1）患侧在下，健侧在上；头部垫软枕固定移向健侧，向患侧翻身；躯干略向后仰，后背垫软枕。

（2）患肩稍向前拉出，以避免受压和后缩，患侧肩前屈＜90°，肘关节伸展前臂旋后，掌心向上。

（3）患侧稍屈髋，膝关节微曲，足背伸展成90°。

（二）健侧卧位（图 19-1-2）

（1）健侧在下，患侧在上；头部垫软枕固定病人移向患侧，向健侧翻身；躯干略向后仰，后背垫软枕。

（2）患者肩关节前屈＜90°，置于软枕上，前臂旋前，手掌心向下。

（3）病人屈髋，膝关节屈曲位，置于长枕上呈迈步状。

（4）病人患侧踝曲屈，不能内翻悬在枕头边缘，防止足内翻下垂。

（三）仰卧位（图 19-1-3）

（1）头部垫薄枕，患侧上肢及肩胛骨前伸垫薄软枕，肩关节外展与躯干成45°。

（2）患侧上臂旋后，肘与腕伸直，整个上肢平放于枕上；掌心向上。

（3）患侧髋下，臀部及大腿外侧放软枕，防止下肢外展及外旋。

（4）膝下稍垫起，保持伸展微曲，足保持中立位。

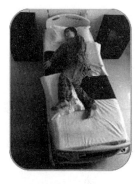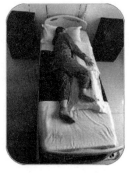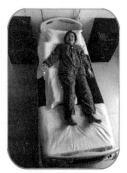

图 19-1-1　患侧卧位　　　图 19-1-2　健侧卧位　　　图 19-1-3　仰卧位

二、轮椅良肢位摆放

（一）上肢良肢位摆放

（1）上身直立，在轮椅靠背处垫一木板，臀部尽量坐在轮椅坐垫的后方。

（2）偏瘫侧要避免肘关节的过度屈曲，偏瘫侧前臂和手用软枕支撑。

（3）手指自然伸展，避免过度屈曲。

（二）下肢良肢位

双腿自然下垂，在偏瘫侧下肢外侧置软垫，纠正偏瘫腿的外旋，达到两侧足尖对称，避免偏瘫侧足尖外旋。

三、病人穿脱衣服

（一）穿上衣

（1）病人坐位，用健侧手找到衣领和内侧的商标，将衣领朝前平铺在双膝上，将患侧袖口垂直与双腿之间。

（2）患侧上肢先穿入衣袖，在用健侧手帮助衣袖近端达到肩部。

（3）用健侧上肢将另一侧衣袖拉到健侧斜上方。穿入健侧上肢。

（4）用健侧上肢整理衣服，系扣。

（二）穿裤子

（1）病人坐位，健侧手置于腘窝处，将患侧下肢抬起置于健侧膝关节上方。

（2）用健侧手先穿患侧裤腿，尽量上提。然后将患肢放回原处，患脚全掌着地；再穿健侧裤腿，最后起立整齐。

（三）脱上衣、裤子训练

（1）脱上衣时先脱健侧，后脱患侧。

（2）脱套头衫时用健侧手向后上方拉衣领后方，褪出头部，再褪出双肩，双手。

第二节　感觉障碍病人的照护

一、感觉障碍的定义

机体对各种形式的刺激（如痛，温度，触，压等）无感知、感知减退或异常的一组综合征。

二、感觉障碍病人的照护要点

（1）病人身旁禁忌放置热水瓶，喂热水热汤温度应保持在 38～42℃且应有他人协助。

（2）擦浴时，先试好水温，控制在 40℃，再为病人进行擦浴。

（3）泡脚先用温度计试过水温后，再行使用，温度维持在 40～45℃，糖尿病老人水温＜37℃，泡脚时间＜15 分钟。

（4）禁止为病人使用热水袋，防止烫伤。使用热水时，指导病人用健侧的手先去试水温。

（5）保持床单位清洁、干燥、无锐器，2 小时为病人翻身一次并查看皮肤是否完整。

（6）病人卧床时加床挡防止坠床。

（7）病人练习行走时应搀扶病人，并清除活动范围内的障碍物，保持病人活动范围内地面清洁干燥。

（8）避免病人接触利器。

第三节　吞咽障碍病人的照护

一、吞咽障碍的概念

吞咽障碍是指由于下颌、双唇、舌、软腭、咽喉、食管等器官结构和（或）功能受损，不能安全有效地把食物输送到胃内的过程。

二、经口给食的注意事项

吞咽障碍的病人自行进食时易出现误吸，可引起吸入性肺炎、窒息或死亡。

（1）尽量让病人自己进食。进食期间要有人在旁守护，如有呛咳要立即报告护士。

（2）进食时要使病人坐起；或至少抬高床头 30°～45°，头稍前屈，偏瘫侧肩部垫起。如果病人不能坐起，也可采用健侧卧位。

（3）饭后保持坐位 30 分钟，减少误吸的发生。

（4）喂食前先由责任护士评估是否有饮水呛咳和吞咽困难。

（5）选择小而薄的勺子，健侧进食，大块食物分成小块进食。

（6）不要催促病人，让病人充分咀嚼和吞咽。

（7）卒中病人最容易吞咽的是泥状食物，通常选用布丁、蛋羹、豆腐等。此质地的食物能令人满意地刺激触、味觉和唾液分泌，且易于吞咽，宜优先选用。

（8）食物温度：维持在 37～42℃，冷食比热食佳，冷食可促进舌较快速地向后运动，每餐前可先予 30～50mL 冰水饮用，然后进食。

（9）每口摄入量：控制好摄食入口量，正常成人一口量为 20mL，有吞咽障碍的老年病人宜从 5～10mL 开始，酌情递增。

（10）有义齿的病人进食前佩戴义齿；对于刚睡醒的病人，给予适当的刺激，使其在良好的觉醒状态下进餐。

参考文献

［1］张世叶 . 临床护理与护理管理 [M]. 哈尔滨：黑龙江科学技术出版社，2020.

［2］那娜 . 实用临床护理与管理 [M]. 南昌：江西科学技术出版社，2020.

［3］张书霞 . 临床护理常规与护理管理 [M]. 天津：天津科学技术出版社，2020.

［4］王春红 . 现代护理管理新进展 [M]. 天津：天津科学技术出版社，2020.

［5］屈庆兰 . 临床常见疾病护理与现代护理管理 [M]. 北京：中国纺织出版社，2020.

［6］张琼芬 . 护理学临床实践与护理管理 [M]. 长春：吉林科学技术出版社，2020.

［7］王春英 . 护理安全管理 [M]. 杭州：浙江大学出版社，2020.

［8］田莹 . 急危重症护理风险管理 [M]. 昆明：云南科学技术出版社，2020.

［9］熊蕊，王艳，梁超兰 . 身体护理技术 [M]. 武汉：华中科技大学出版社，2017.

［10］熊蕊，陈丽君 . 面部护理技术 [M]. 武汉：华中科技大学出版社，2017.

［11］刘端海，丁亚军 . 护理心理学 [M]. 武汉：华中科技大学出版社，2017.

［12］周晓露，洪爱蓉 . 护理管理 [M]. 重庆：重庆大学出版社，2019.

［13］顾宇丹 . 实用专科护理与管理 [M]. 开封：河南大学出版社，2019.

［14］彭桦 . 现代医疗护理与管理 [M]. 昆明：云南科技出版社，2019.

［15］濮丽萍 . 护理管理与研究 [M]. 南京：江苏凤凰教育出版社，2019.

［16］张然 . 临床医疗护理与管理 [M]. 哈尔滨：黑龙江科学技术出版社，2019.

［17］张瑞华 . 临床护理技术及护理管理 [M]. 哈尔滨：黑龙江科学技术出版社，2019.

［18］韩琳琳 . 现代护理要点与护理管理 [M]. 福州：福建科学技术出版社，2019.

［19］刘佩珍 . 现代临床医疗护理与管理 [M]. 南昌：江西科学技术出版社，2019.

［20］孟瑾 . 新编医院护理管理与护理技术 [M]. 郑州：郑州大学出版社，2019.

［41］郭丽红 . 内科护理 [M]. 北京：北京大学医学出版社，2019.

［22］刘文 . 临床常见疾病护理技术与管理 [M]. 郑州：郑州大学出版社，2019.

［23］易小青 . 现代常见疾病护理理论与管理 [M]. 北京：中国纺织出版社，2019.

［24］胡斌春，金静芬，宋剑平 . 内外科护理分册 [M]. 北京：人民卫生出版社，2019.

［25］黄莉，李意霞，龚喜雪 . 急危重症护理 [M]. 天津：天津科学技术出版社，2020.

［26］唐少兰 . 急危重症护理技术 [M]. 北京：人民卫生出版社，2020.

［27］小平，杨丽娟，叶向红 . 实用急危重症护理技术规范 [M] 2 版 . 上海：上海科学技术出版社，2020.

［28］彭德飞 . 临床危重症诊疗与护理 [M]. 青岛：中国海洋大学出版社，2020.

［29］陈树军 . 现代危重症诊疗与护理 [M]. 天津：天津科学技术出版社，2020.

［30］罗柱文 . 临床急危重症诊治与护理 [M]. 北京：中国纺织出版社，2020.

［31］马志华，狄树亭，金松洋 . 急危重症护理 [M]. 武汉：华中科技大学出版社，2019.

［32］邵小平 . 实用急危重症护理技术规范 [M]. 上海：上海科学技术出版社，2019.

［33］王建英，王福安 . 急危重症护理 . 郑州：郑州大学出版社，2019.

［34］刘爱平，袁春霞 . 内科护理 [M]. 长沙：中南大学出版社，2019.

［35］马振芝 . 急危重症护理实践 [M]. 郑州：郑州大学出版社，2019.

［36］李振凤 . 实用急危重症护理常规 [M]. 上海：上海交通大学出版社，2019.

［37］宋立芃 . 临床急危重症救治与护理 [M]. 长春：吉林科学技术出版社，2019.

［38］郭新叶 . 实用临床危重症救治与护理 [M]. 长沙：湖北科学技术出版社，2019.

［39］马秀芬，王婧 . 内科护理 [M]. 北京：人民卫生出版社，2020.

［40］李娜 . 内科护理技术规范 [M]. 长春：吉林科学技术出版社，2020.